님께

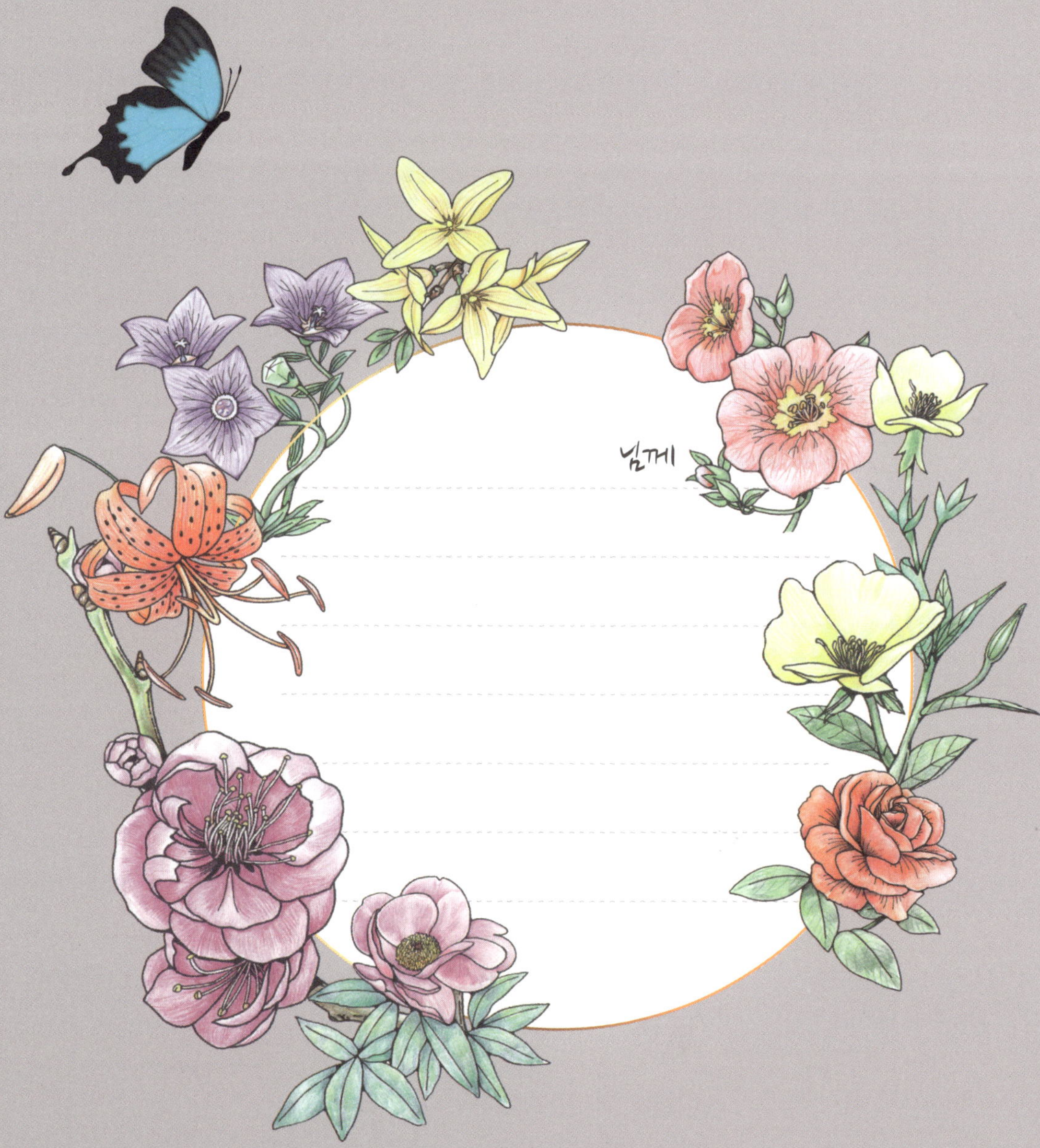

Recommendation

추천사

치매란 퇴행성 뇌질환 또는 뇌혈관계 질환 등으로 인하여 기억력, 언어능력, 지남력(指南力), 판단력 및 수행능력 등의 기능이 저하됨으로써 일상생활에서 지장을 초래하는 후천적인 다발성 장애를 말한다.(치매관리법 2조1항) 우리나라 65세 이상 노인 10명 가운데 1명은 치매를 앓고 있는 것으로 조사됐다.

치매로의 진행 가능성이 큰 '인지장애' 단계 노인은 무려 넷 중 한 명꼴로, 이 추세대로라면 치매 인구는 20년마다 2배로 불어 2024년께 100만 명을 넘어설 전망이다.(연합뉴스 2013.5.3.)

'한국인은 치매 발병률이 경제협력개발기구(OECD) 평균보다 최소 1.3배 이상 높고 알츠하이머 치매가 발병하는 연령이 평균 2년 이상 빠르다' (tvN '몸의 대화'방송 2020.5.20.)

치매를 막을 구체적인 방법은 뭘까? 핀란드에서는 1260명을 대상으로 2년 동안 혈관 관리, 운동, 식생활 습관 관리, 인지 훈련을 하는 임상실험을 진행했다. 그 결과, 약물복용 없이 3년이나 치매 발병률을 낮추는 놀라운 효과를 보였다. 한국에서도 슈퍼 브레인이라는 치매 예방 프로젝트를 시행했다. 이 프로그램 연구에 참여한 정신건강의학과 홍창형 교수는 치매 예방 관리의 동기를 강화하는 것에 초점을 맞췄다.(한국강사신문 202101.15)

인지훈련을 위한 필수적인 책 "시니어시대의 뇌 건강 컬러링북"이 출판사 우진하우스에서 출간되었다. 꽃 그림, 새 그림, 칠교놀이, 화투놀이 등을 통해 협응력과 소근육 활동 증진, 인지력과 기억력 증진, 성취감과 존재감 고취하여 건강한 시니어가 되기를 기대해 본다.

오 연 근
광운대 상담복지정책대학원 사회복지학 석사
글로벌 블러그 유튜브 강사, 시니어플래너 1급

> "
> 컬러링의 작은 활동으로 얻는
> 큰 만족감과 성취감의 행복한 시간을 가져봅니다

시니어 시기로 접어들면 지난날의 활발했던 신체활동과 두뇌활동이 안정화되는데 비례해서 적극적인 신체 및 두뇌활동이 감소되고 근육의 이완과 골절의 퇴행 등 노화현상이 두드러지게 나타나며 그 이전에 느끼지 못했던 무기력감으로부터 시작되는 우울증 등으로 인해 자존감마저 저하되는 비교적 덜 행복한 환경에 노출되게 됩니다.

이러한 시니어 시기에 신체적으로 무리가 없고 많은 비용이 들지도 않으면서 특별한 도구나 장소가 필요치 않은 컬러링 작업만큼 시니어 시기의 여가활동에 적절한 것이 없다고 생각되어 오직 시니어만을 위한 작은 프로그램의 하나로 뇌 건강 증진에도 기여할 수 있는 컬러링북 4종을 출간하게 되었습니다.

우진하우스 편집부

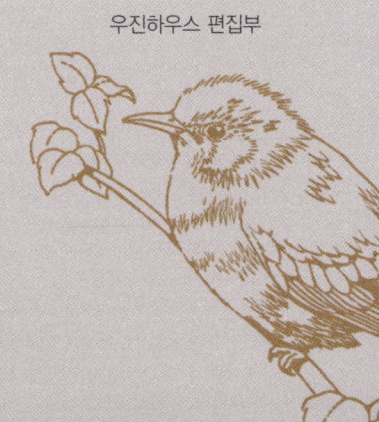

"
시니어들을 위한 뇌 건강 컬러링북, 플레이북을 통해
생활을 플러스합니다

하루 30분 ~ 1시간
하루 30분에서 길게는 1시간의 아트 플레이로 생활을 업그레이드 시킵니다.

협응력과 소근육활동 증진
대상을 색칠하는 과정을 통해 손과 눈의 협응력을 활성화시키고 반복되는 색연필의 색칠활동은 손가락과 손마디 손목 및 팔 등의 소근육 활동을 강화하는데 기여합니다.

인지력과 기억력 증진
대상을 색칠하기 위해서는 꼼꼼하게 대상을 관찰하고 다양한 색을 인식하는 등의 인지활동이 선행되고 대상에 대한 경험 등의 생각으로 기억력 증진에 도움을 주게 됩니다.

성취감과 존재감 고취
간단한 색칠하기 활동을 통해 신체적인 무리 없이 성취감을 느끼게하는 기회를 부여하고 스스로 작은 것이라도 이루었다는 만족감에 존재감을 갖게 하여 우울감, 무력감 등으로부터 벗어날 수 있는 기회를 제공합니다.

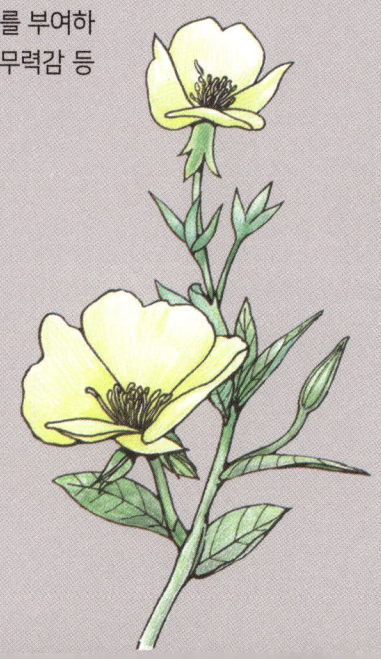

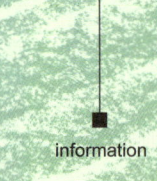
information

시니어들의 뇌 건강 컬러링북/플레이북,
꽃그림, 새 그림, 화투그림, 칠교

시니어들을 위한 뇌 건강 컬러링북/플레이북 시리즈

1권의 꽃그림 컬러링북은 꽃을 주제로 기획하였습니다. 대상이 되는 꽃의 섬세한 구조와 색상의 다양함과 아름다움, 인간의 생활 속 꽃과 관련한 경험과 기억들, 예를들면 첫사랑의 고백과 함께한 꽃 선물, 졸업 입학과 함께한 축하 꽃, 결혼식장의 부케 등 꽃과 관련한 여러가지 추억들가운데 아름다웠던 순간들을 회상하게 합니다. 특히 꽃에 대한 재미있는 꽃말이 작업을 더욱 흥미롭게 합니다.

2권의 새 그림 컬러링북은 새를 주제로 우리 주변에서 쉽게 볼 수 있는 새들 가운데 모양과 깃털이 다양하고 아름다운 새들을 선정하였습니다. 그리고 새에 관련한 속담과 함께함으로 작업을 더욱 흥미롭게 합니다.

3권의 화투 컬러링북은 삶을 통해 화투에 관련한 여러가지 모임과 갈등 그리고 즐거움을 회상하게 합니다. 이와 더불어 그동안 몰랐던 화투의 유례와 내용이 재미를 더해 줍니다.

4권의 칠교 플레이북은 조각난 모양들을 찾고 붙여 형태를 완성하는 과정을 통해 기본적인 인지력에 대한 자체평가를 할 수 있습니다.

이러한 시니어들의 뇌 건강 컬러링북/플레이북 시리즈는 색칠하고 보고 회상하며 즐거움과 만족감과 성취감을 통해 우리 시니어들의 일상에 작은 긍정적 변화가 있기를 기원합니다.

그냥 즐기세요   작품이 아닌 색칠하기란 점을 의식하여 예시 그림과 꼭 닮게 색칠하고자하는 부담에서 벗어나 본인이 선호하는 색과 느낌으로 그림의 여백을 메꿔가며 즐거운 시간이 되도록 합니다.

보고 즐기세요   완성한 그림을 벽에 붙여놓고 스스로의 컬러링 작업에 대하여 자신에게 칭찬하고 스스로 대견해하시는 즐거움과 만족감을 느껴보세요.

> **색연필은 컬러링 작업의 최상의 도구입니다.**

색연필의 특징

색연필은 때와 장소 및 특별한 준비물 없이 간편하게 사용할 수 있습니다.
색연필의 색상은 부드러워 감성적인 도구입니다.
색연필은 색상이 다양하고 시중에서 세트화된 상품이 있어 구입이 편리합니다.

컬러링 방법

1. 명도가 낮은 색부터 높은색 단계로 컬러링 합니다.
   또는 연한색부터 진한색으로 칠해나갑니다.
2. 모서리나 세세한 부분은 색연필의 심이 뾰족한 부분을 사용하고 넓은 면적은
   색연필을 눕혀서 칠해나갑니다.
3. 색연필을 잡는 손의 힘 조절에 따라 손에 힘을 줬을 때는 진하게 그려지는 반면 힘을
   풀었을 때는 연하게 표현이 가능합니다.
4. 연하게 여러번 덧칠하여 입체감을 표현할 수 있습니다.

색연필의 사용

색연필의 심을 뾰족하게 깍을 시에는 자동 연필깎이 기기의 사용보다는 번거롭지만 칼을 이용해 깎는 것이 좋습니다. 왜냐하면 기기사용시 심의 끝이 너무 날카로워 화지가 훼손되거나 쉽게 부러질 수 있기 때문입니다.
색연필 사용시 색연필 특성상 충격 등에 취약하므로 사용상 주의가 필요합니다.

BRAIN
COLORING BOOK
FOR THE SENIOR

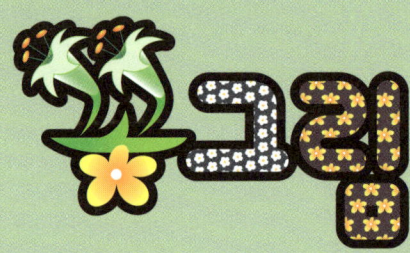

INDEX/차례

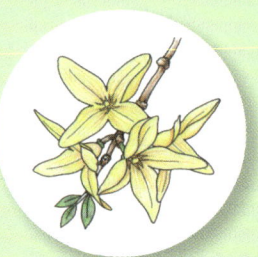
개나리꽃 10

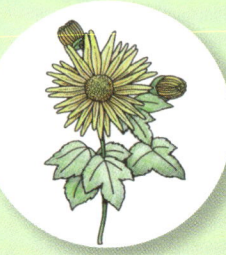
국화꽃 12

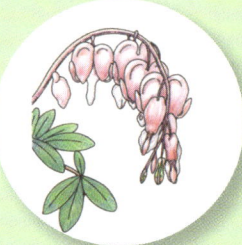
금낭화 14

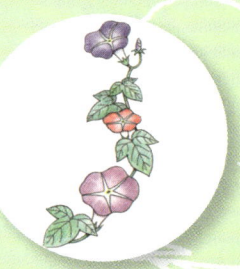
나팔꽃 16

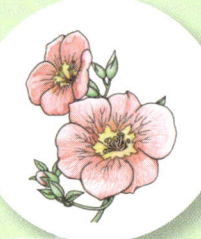
능소화 18

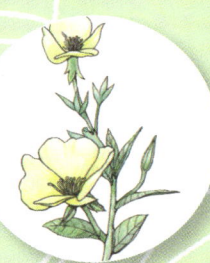
달맞이꽃 20

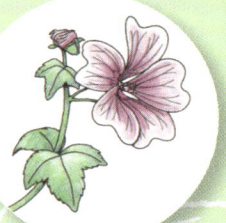
당아욱 22

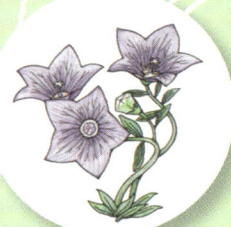
도라지꽃 24

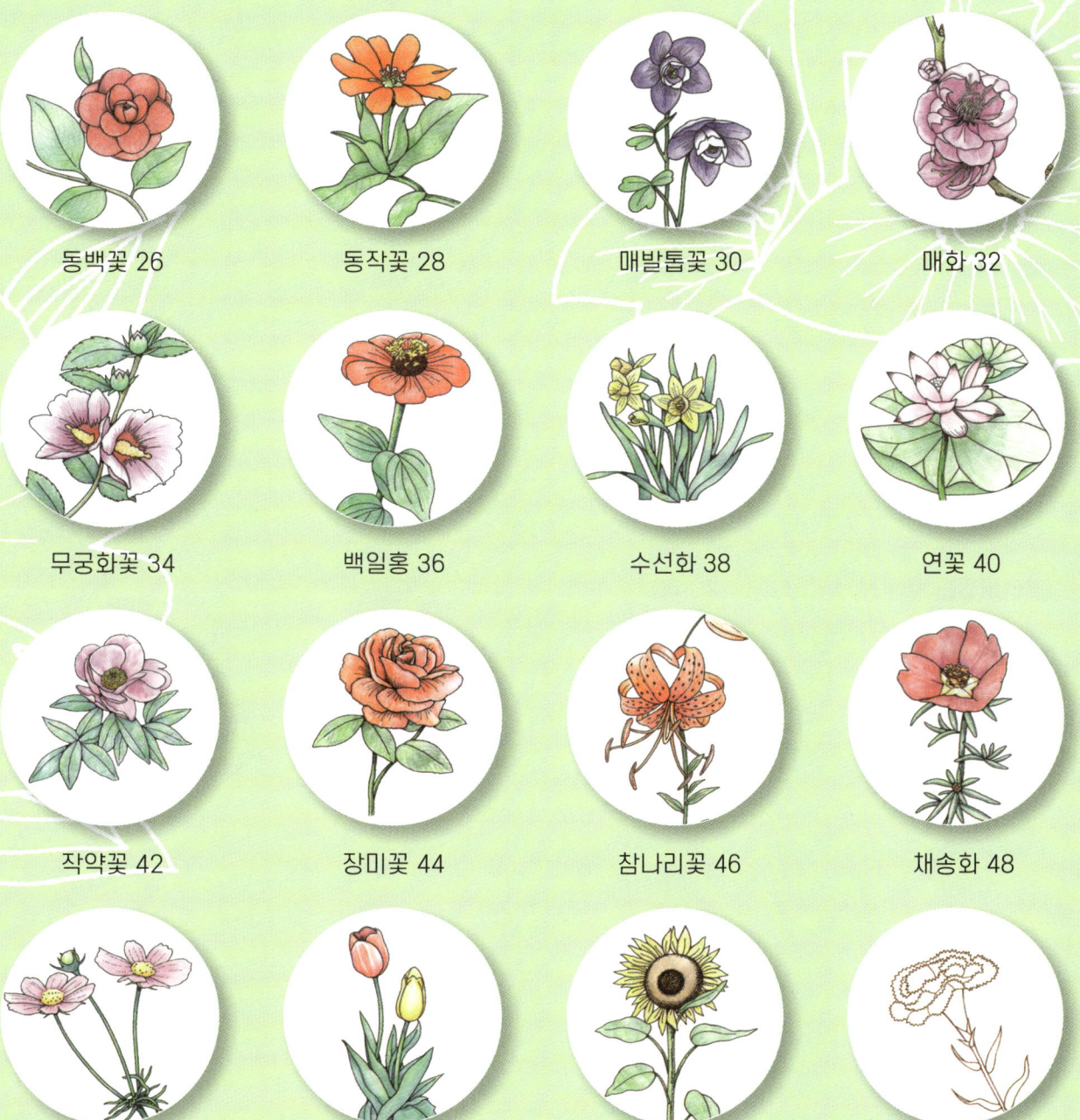

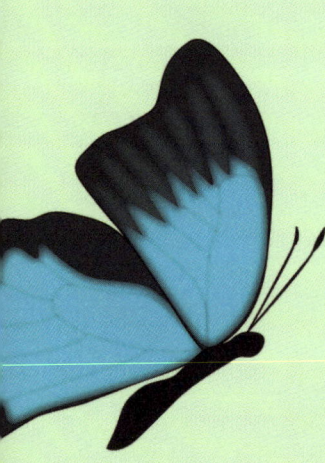
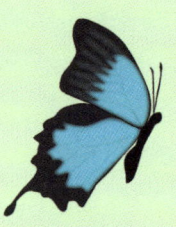

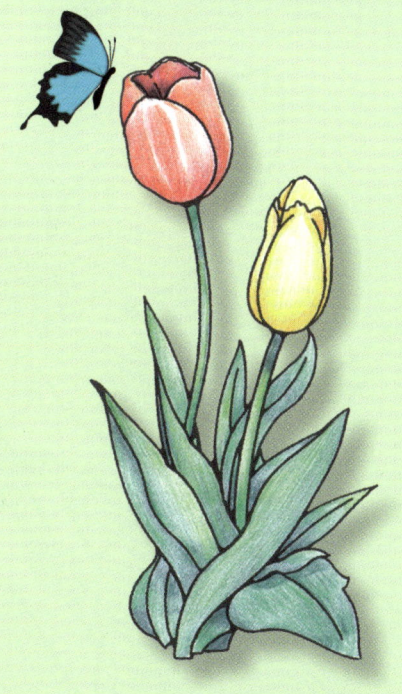

BRAIN
COLORING BOOK
FOR THE SENIOR

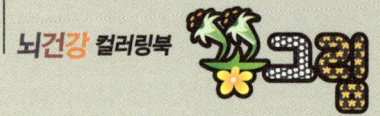

개나리

연교·신리화라고도 하며, 북한에서는 개나리꽃 나무라고 부릅니다. 산기슭 양지에서 많이 자랍니다. 높이 약 3m이고 가지 끝이 밑으로 처지며, 잔가지는 처음에는 녹색이지만 점차 회갈색으로 변하고 껍질눈[皮目]이 뚜렷하게 나타납니다.

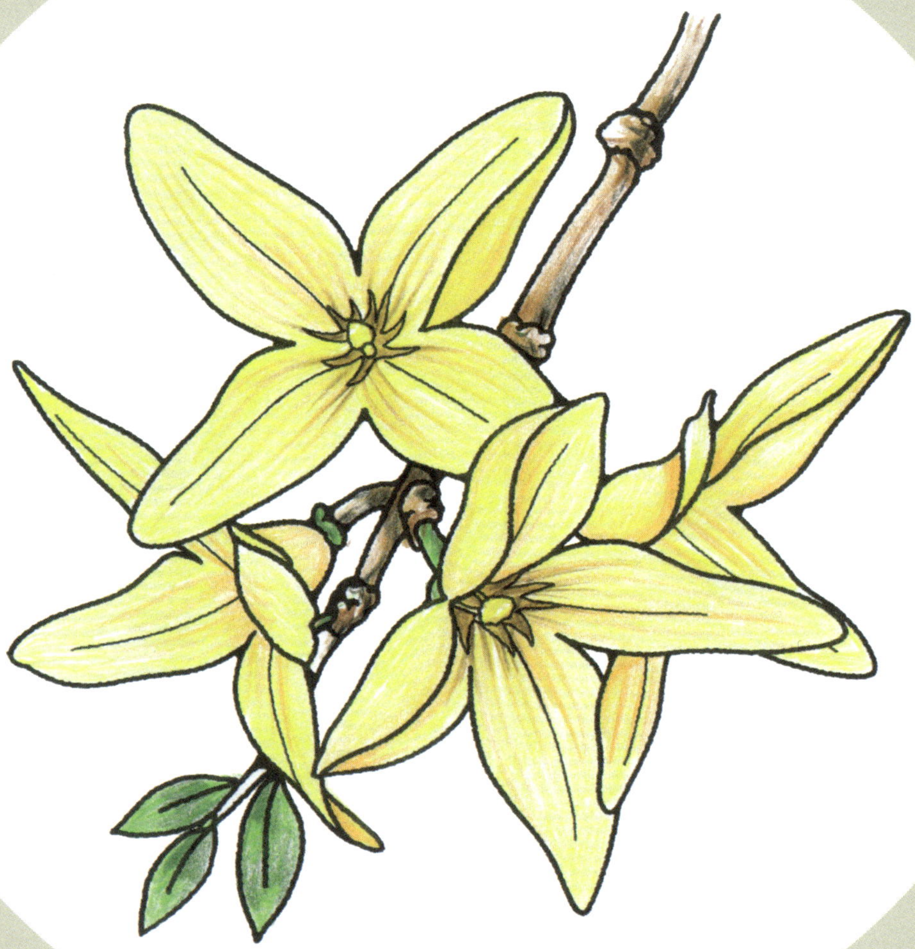

"당신이 주는 나에 대한 사랑보다 당신에 대한 나의 사랑이 더 깊다"는
꽃말이 있는 봄의 화신! 개나리꽃을 아름답게 꾸며보세요.

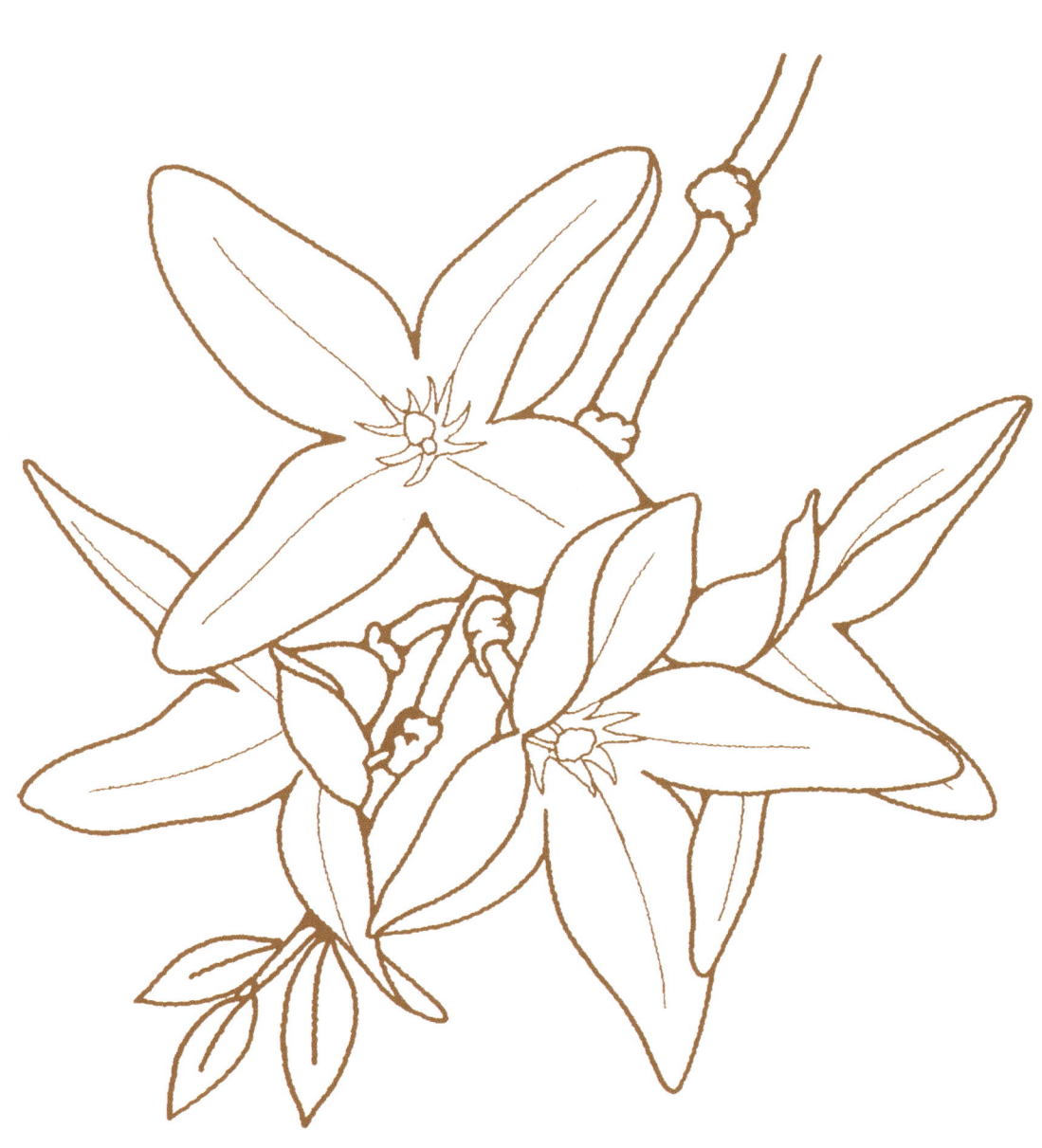

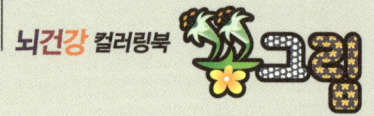

국화꽃

국화는 매화·난초·대나무와 함께 일찍부터 사군자의 하나로 지칭되어왔습니다. 뭇 꽃들이 다투어 피는 봄·여름에 피지 않고 날씨가 차가워진 가을에 서리를 맞으면서 홀로 피는 국화의 모습에서 우리의 선인들은 고고한 기품과 절개를 지키는 군자의 모습을 발견하였던 것입니다.

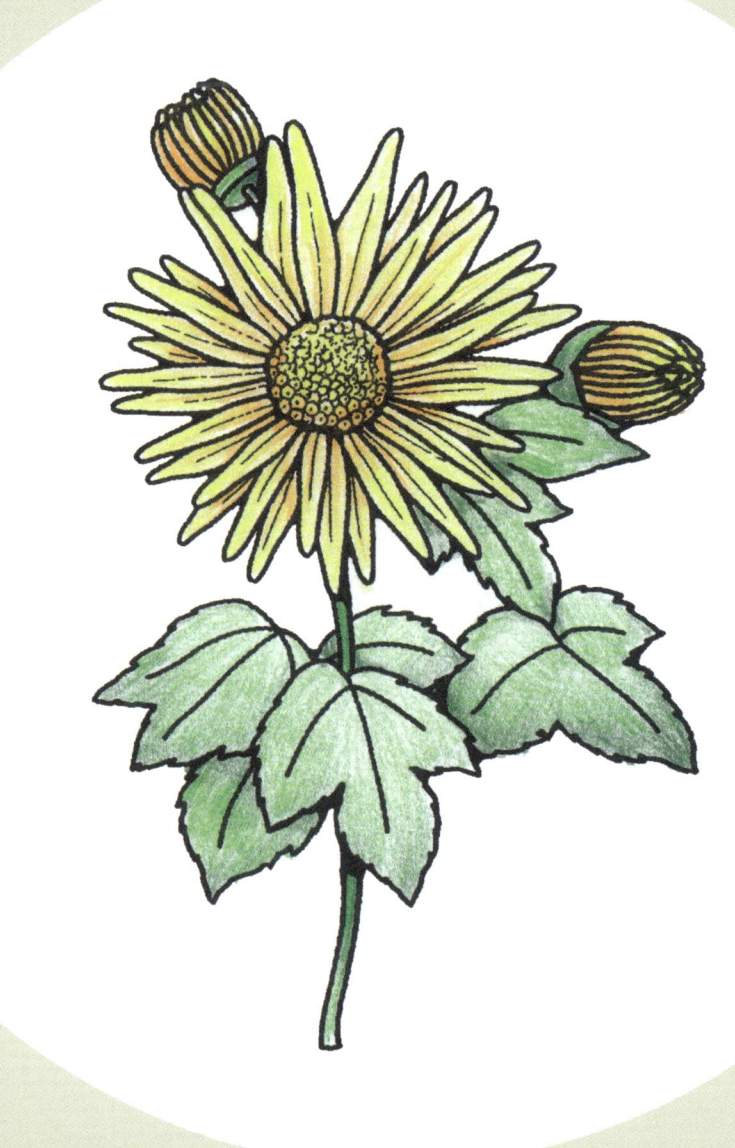

"아~ 으악새 슬피우는 ..... 짝사랑의 기억들 모두의 기억입니다.
짝사랑을 의미하는 노란 국화꽃을 예쁘게 색칠하여 보세요"

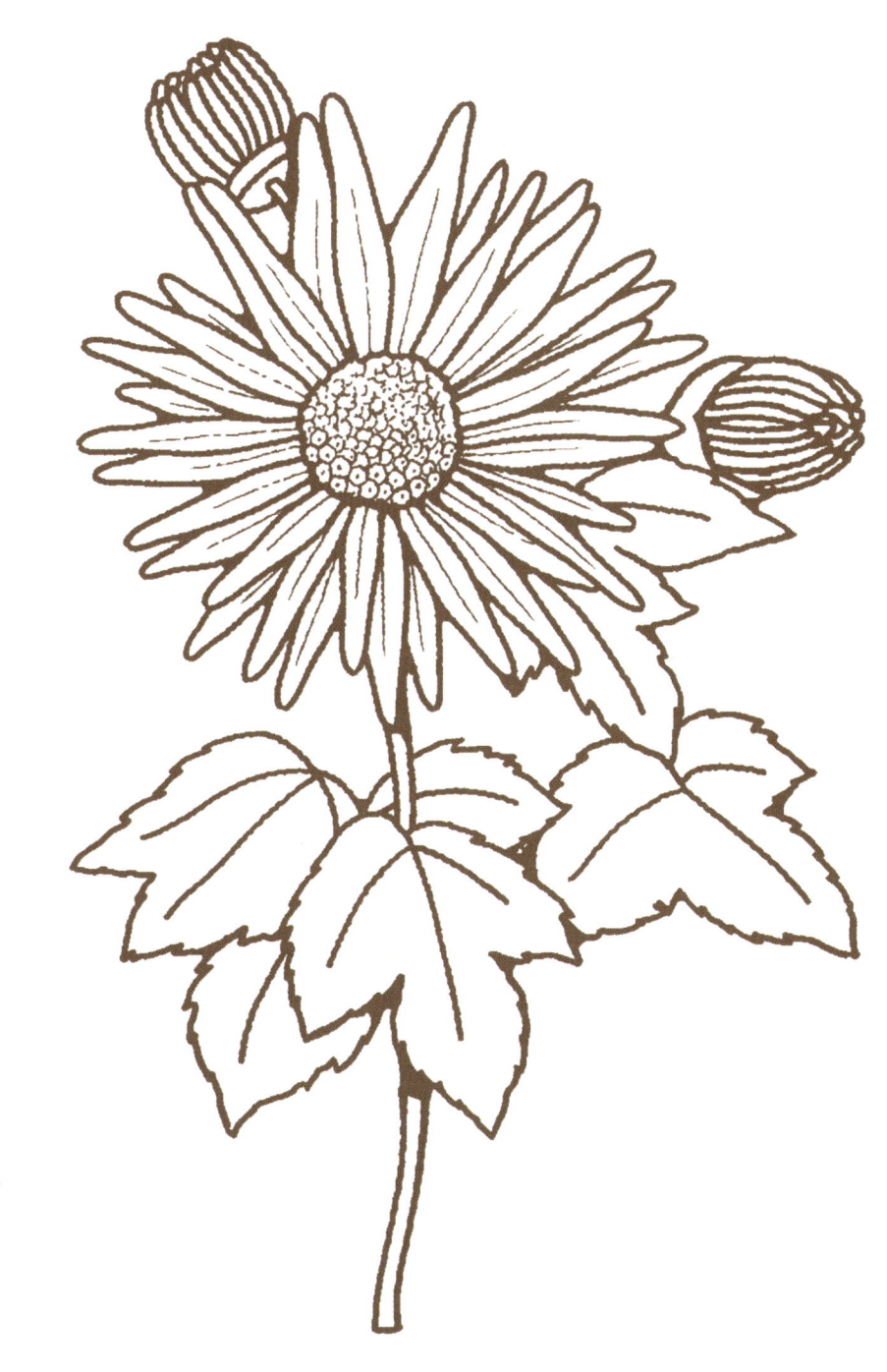

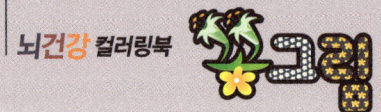

금낭화

금낭화는 우리나라 각처의 산지에서 자라는 다년생 초본입니다. 생육환경은 깊은 산의 계곡 근처의 부엽 질이 풍부한 곳에서 자라는 식물로 키는 60~100㎝이며, 잎은 잎자루가 길고 깃 모양으로 3갈래가 갈라지며, 가장자리에는 결각을 한 모양의 톱니가 있습니다. 꽃은 연한 홍색이며 줄기를 따라 아래에서 위쪽으로 올라가며 심장형으로 달리고, 완전히 개화하기 전에는 좌우에 있는 하얀색이 붙어 있지만 완전히 개화되면 위쪽으로 말려 올라갑니다.

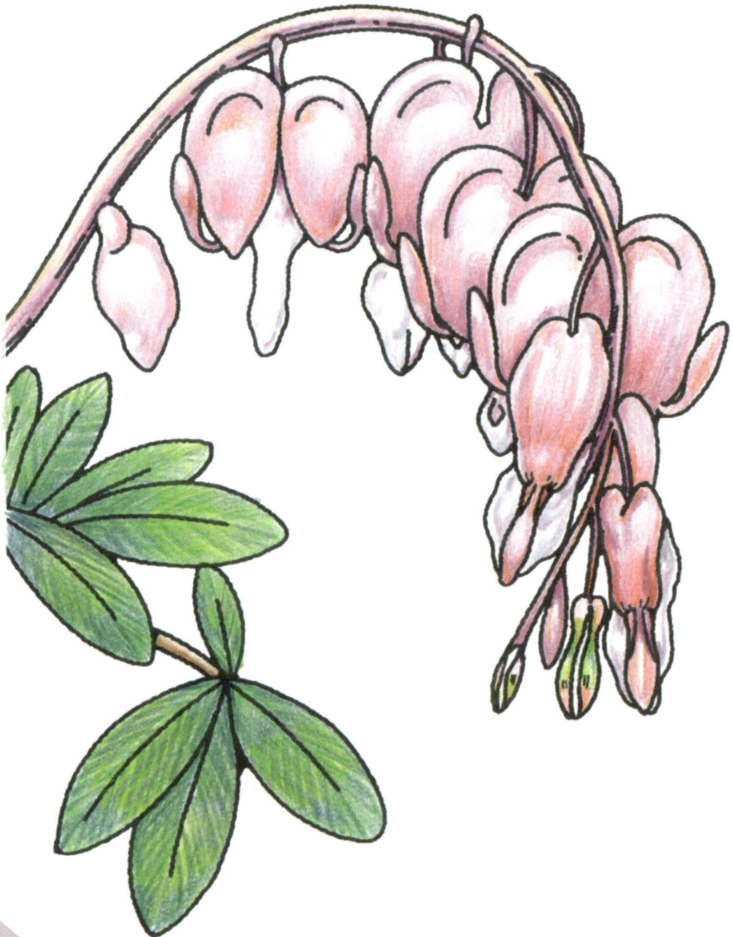

"무조건 당신을 따르겠습니다 라는 꽃말을 가진 꽃,
금낭화를 예쁘게 색칠하여 보세요"

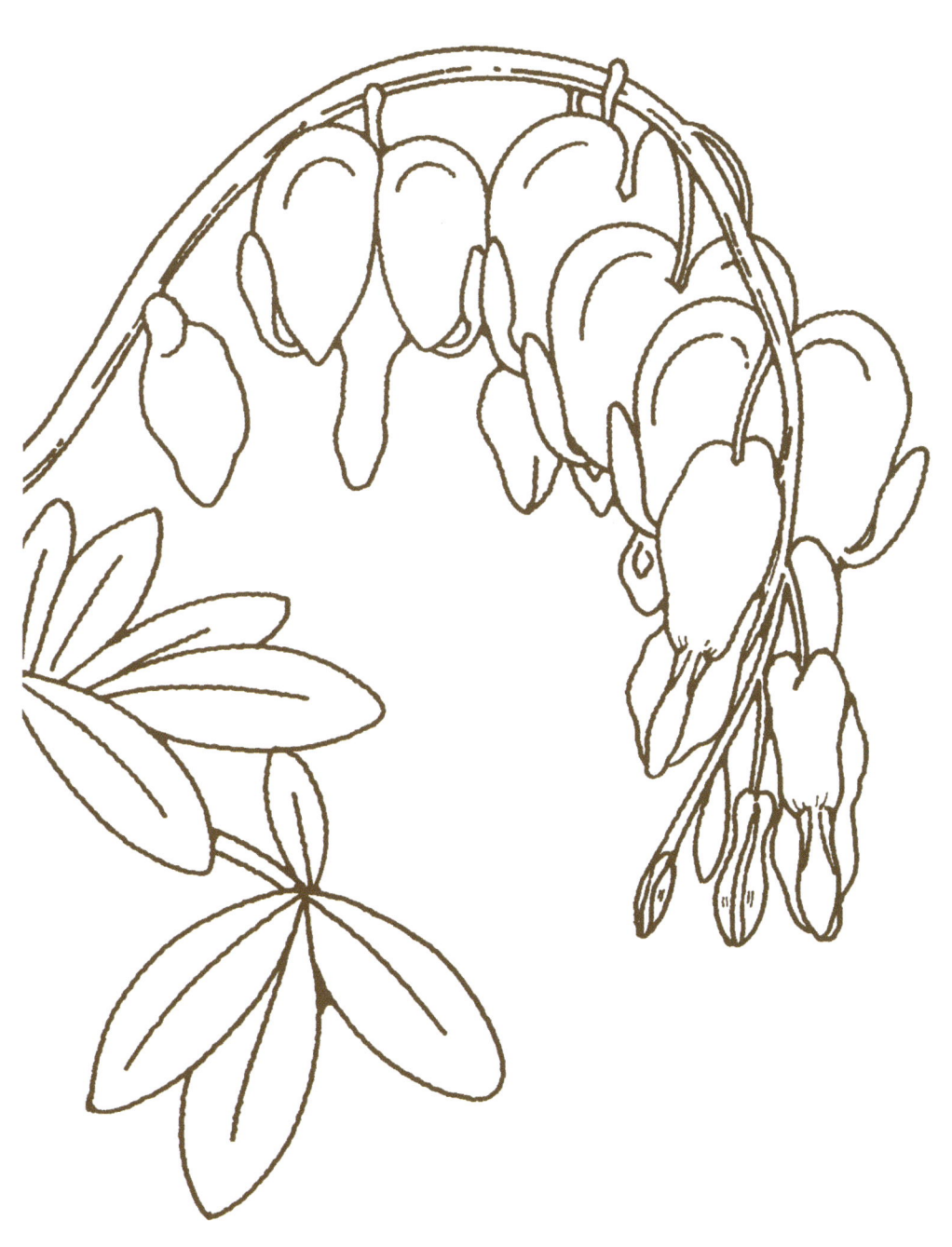

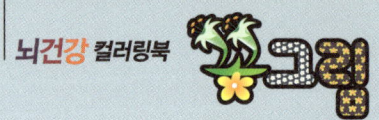

나팔꽃

인도가 원산지인 한해살이 덩굴식물입니다. 관상용으로 심지만 길가나 빈터에 야생하기도 합니다. 줄기는 아래쪽을 향한 털들이 빽빽이 나며 길게 뻗어 다른 식물이나 물체를 왼쪽으로 3m 정도 감아 올라갑니다. 잎은 어긋나고 긴 잎자루를 가지며 둥근 심장 모양이고 잎몸의 끝이 보통 3개로 갈라집니다. 갈라진 조각의 가장자리는 밋밋하고 톱니가 없으며 표면에 털이 있습니다.

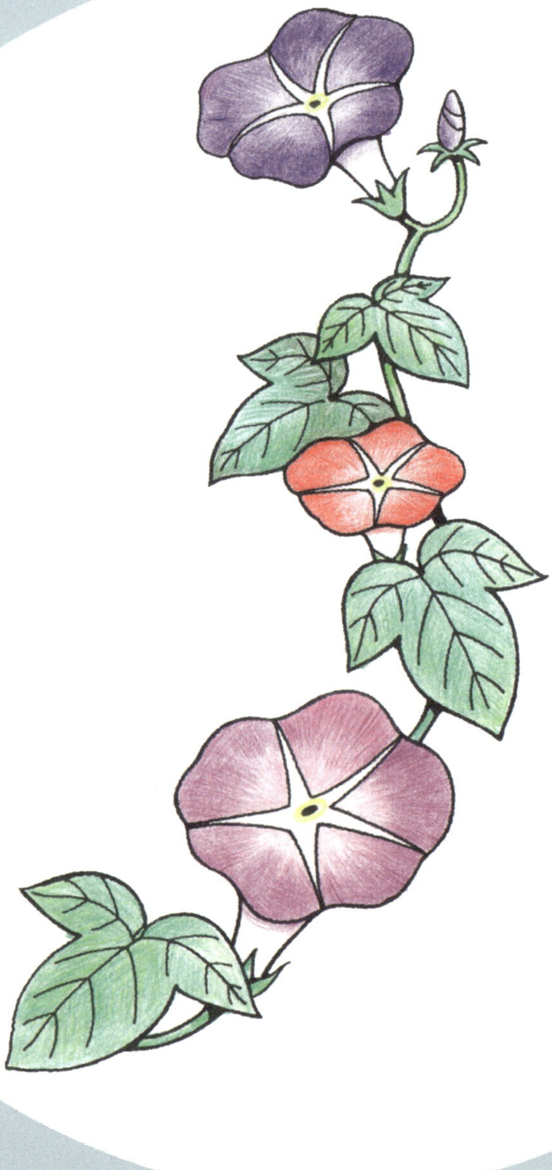

"기쁜 소식과 결속의 의미와 덧없는 사랑을 상징하는 아름다운 꽃, 나팔꽃을 예쁘고 꼼꼼하게 색칠하여 보세요"

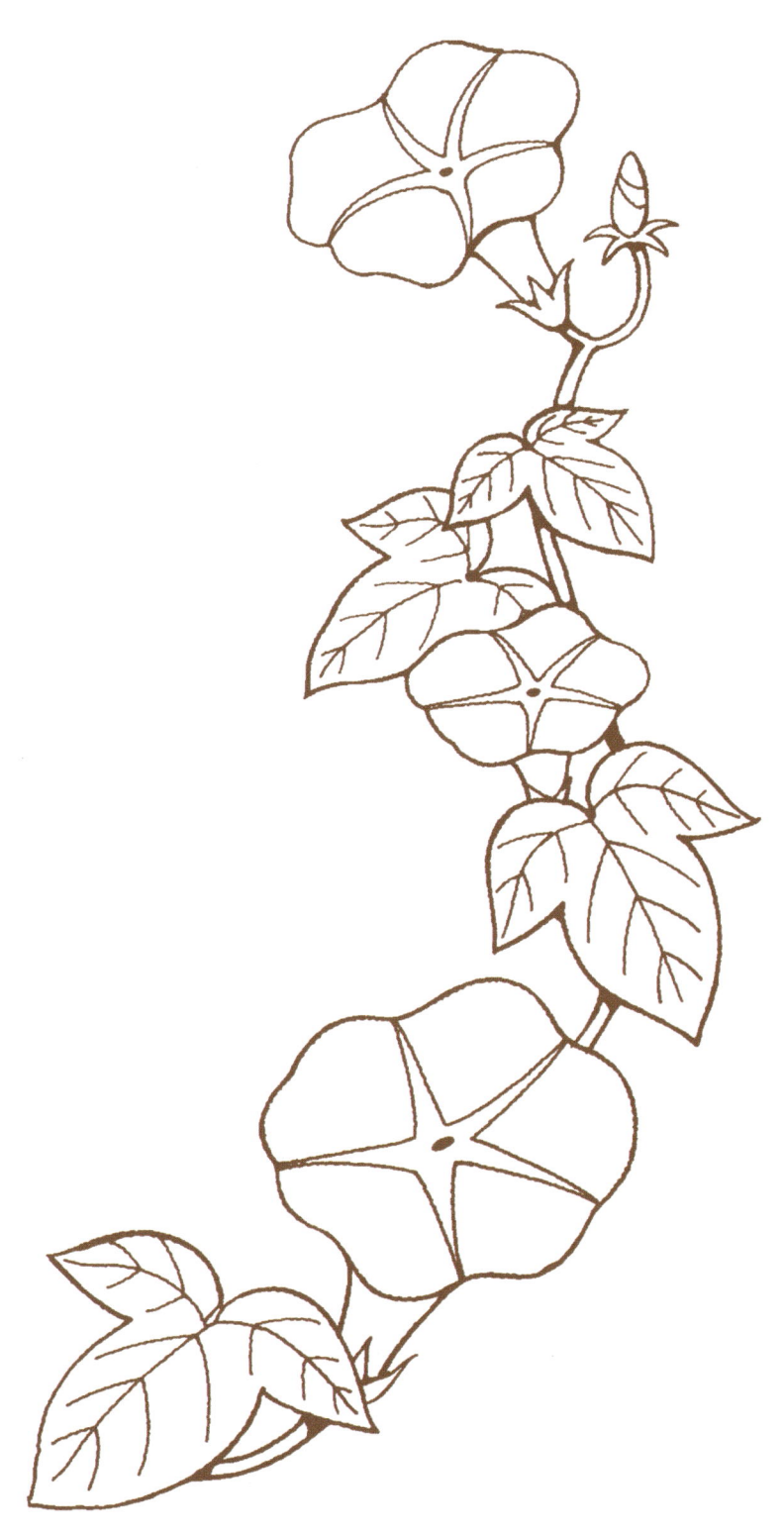

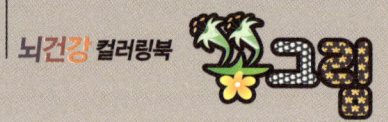

능소화

중국 원산으로 우리나라 전역에서 심어 기르는 덩굴나무입니다. 길이는 8-10m쯤이며, 곳곳에서 공기뿌리가 나와 다른 물체를 붙잡고 줄기는 덩굴집니다. 꽃은 7-8월에 피며 새로 난 가지 끝에 원추꽃차례로 달리고 지름 6-7cm, 노란빛이 도는 붉은색입니다. 열매는 삭과이며, 기둥 모양, 2개로 갈라지고 9-10월에 익습니다. 민가 주변에 관상용으로 식재하며, 꽃은 약용으로 씁니다.

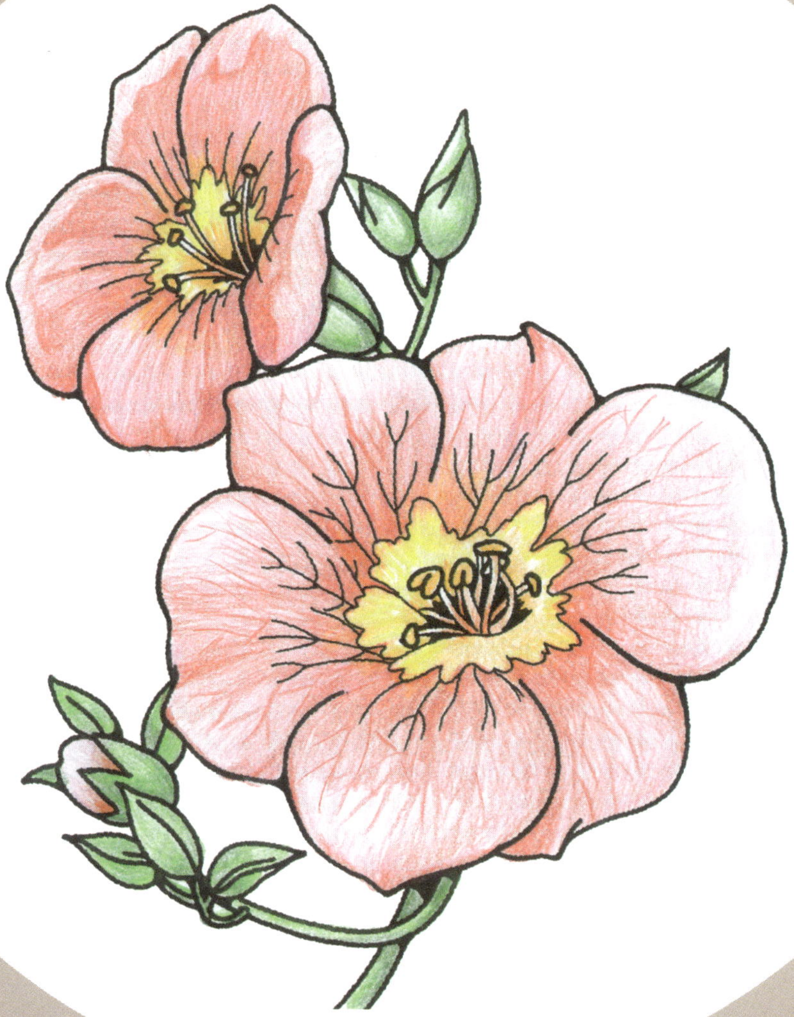

"여성의 명예와 영광과 기다림과 그리움을 상징하는 꽃,
능소화를 아름답게 색칠하여 보세요"

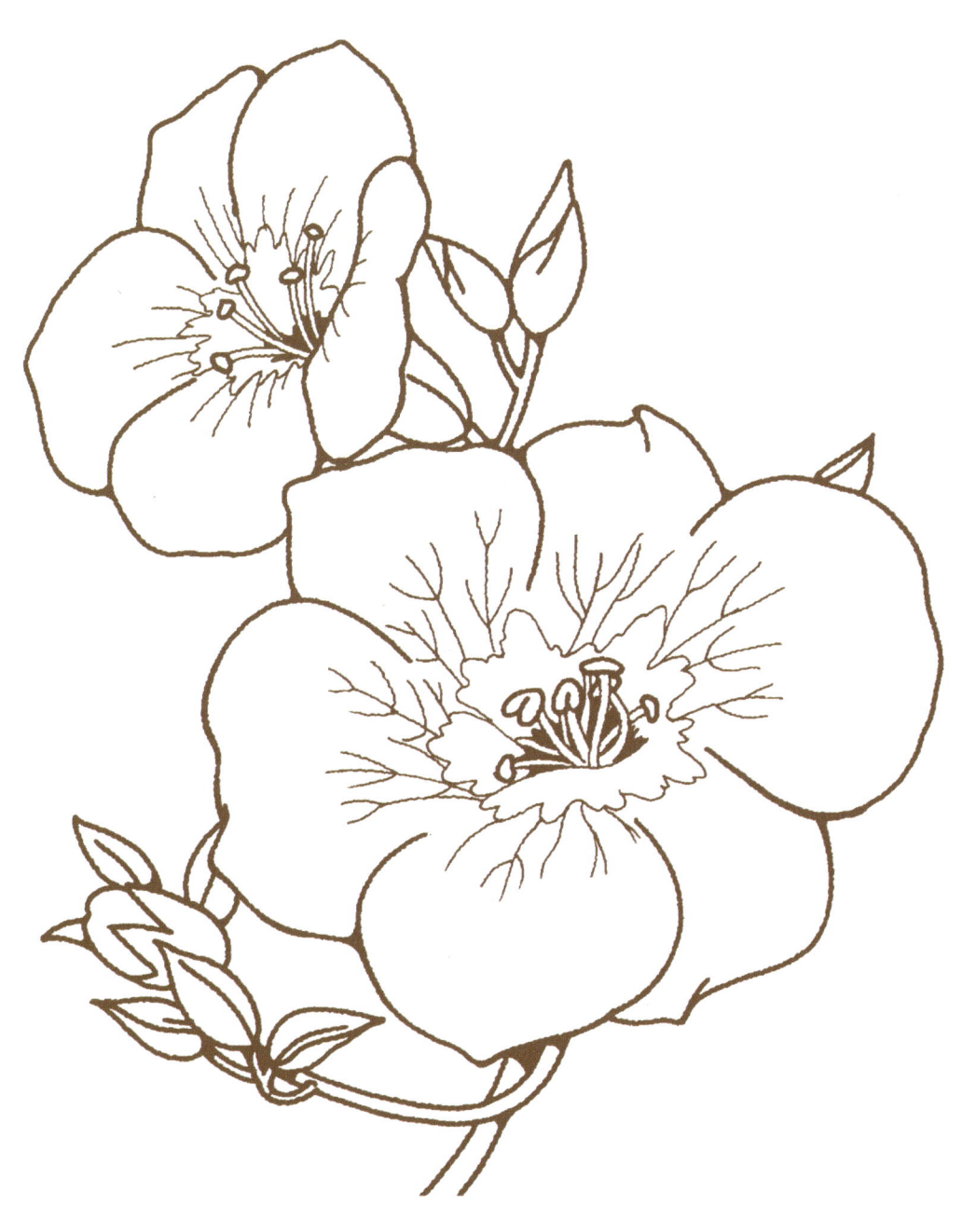

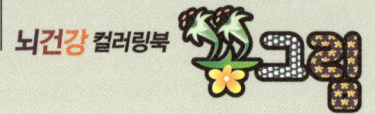

달맞이꽃

첫해에는 원줄기 없이 뿌리 잎이 방석처럼 자라다가 겨울을 지내고 다음 해에 줄기를 만들어 곧추 자라 꽃 피는 두 해 살이 풀입니다. 전체에 짧은 털이 나고 줄기에 잎은 어긋납니다. 꽃은 황색이고 여름에 잎겨드랑이에 1개씩 밤에 펴서 다음 날 아침에 집니다.

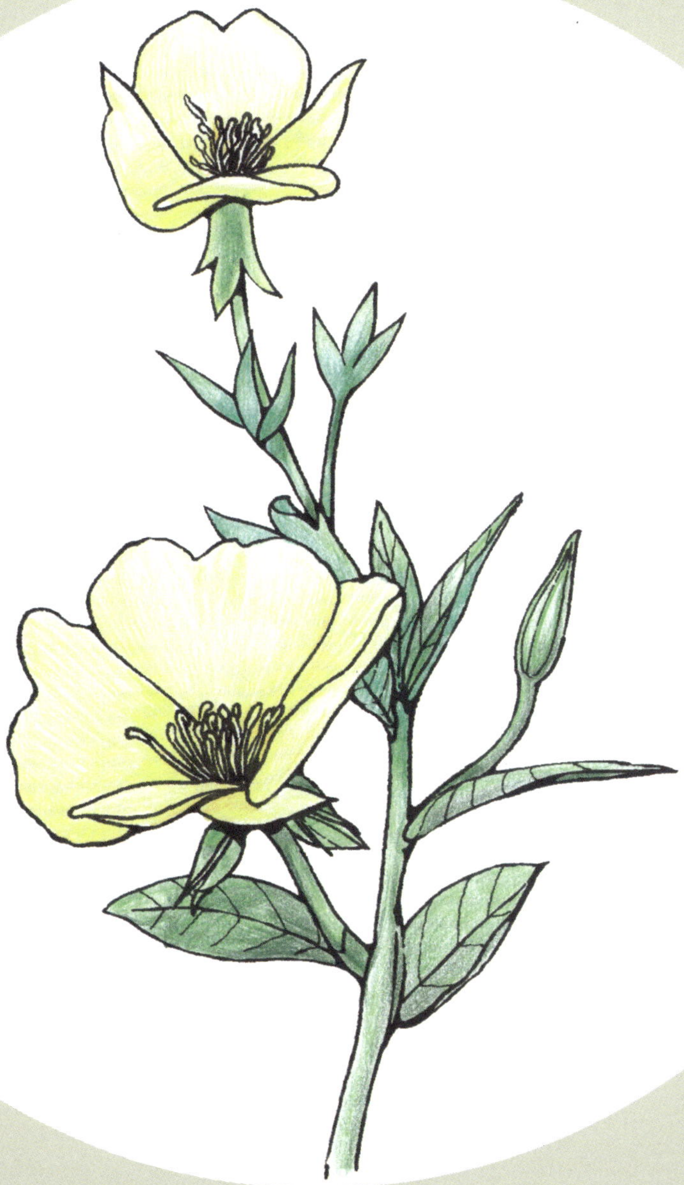

"얼마나 기다리다 꽃이 됐나! 달 밝은 밤이 되면 홀로 피어~ 기다림에 지친 달맞이꽃을 노래합니다.
기다림의 의미가 담긴 달맞이꽃을 예쁘게 색칠하여 보세요"

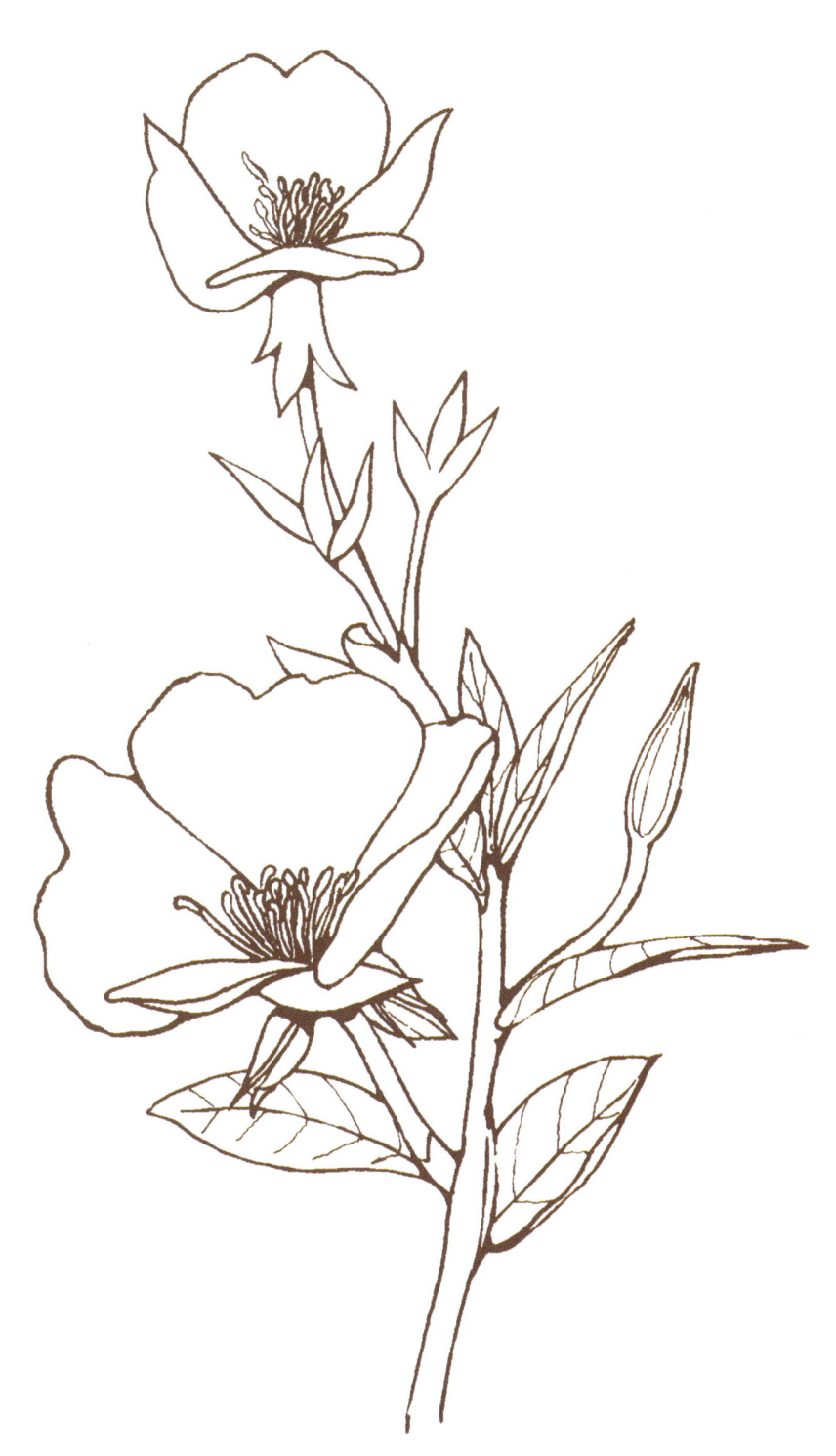

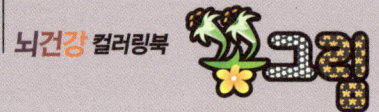

당아욱

5~6월 잎겨드랑이에 작은 꽃자루가 있는 꽃이 모여 달리며 밑에서부터 피어 올라갑니다. 꽃잎은 5개로 연한 자줏빛 바탕에 짙은 자줏빛 맥이 있는데, 품종에 따라 여러 가지 빛깔이 있습니다. 꽃받침은 녹색이고 5개로 갈라집니다.

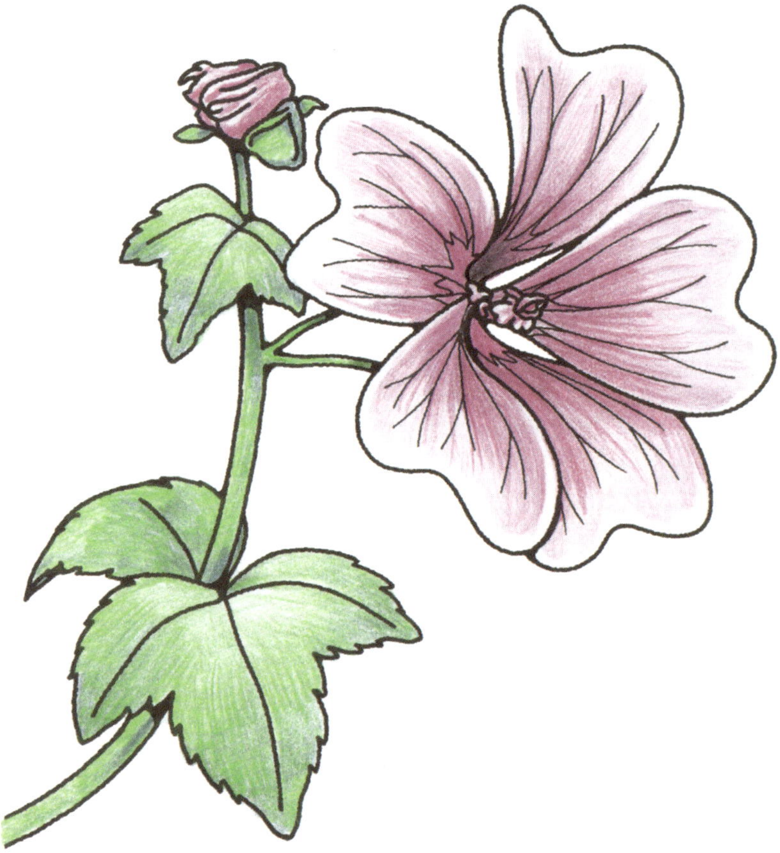

"어머니의 사랑과 자애를 의미하는 꽃, 당아욱을 아름답게 색칠하여 보세요"

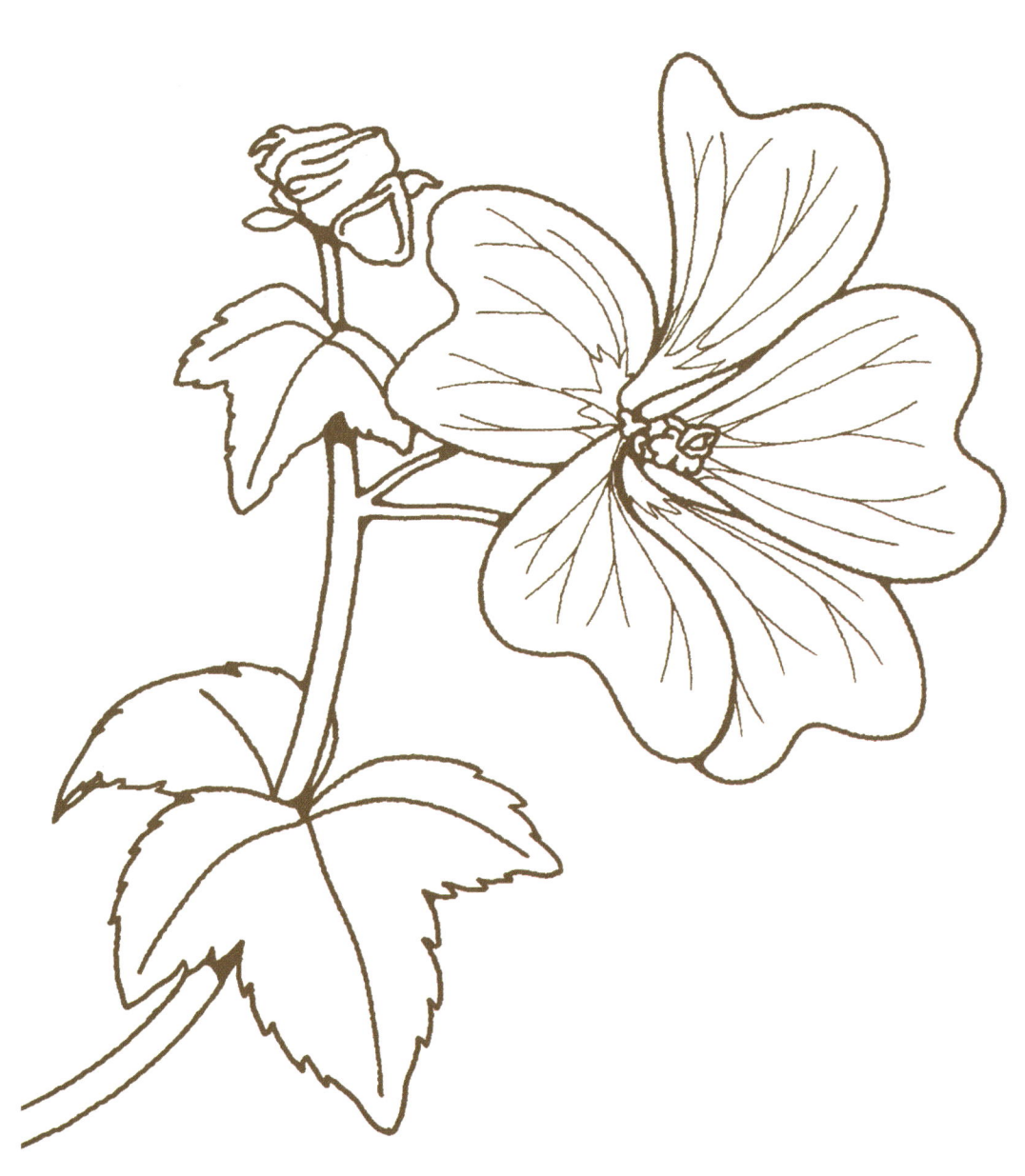

도라지꽃

꽃은 7~8월에 흰색 또는 보라색으로 위를 향하여 피고 끝이 퍼진 종 모양으로, 지름 4~5cm이며 끝이 5개로 갈라집니다. 꽃받침도 5개로 갈라지고 그 갈래는 바소꼴입니다. 수술은 5개, 암술은 1개이고 씨방은 5실(室)이며 암술머리는 5개로 갈라집니다.

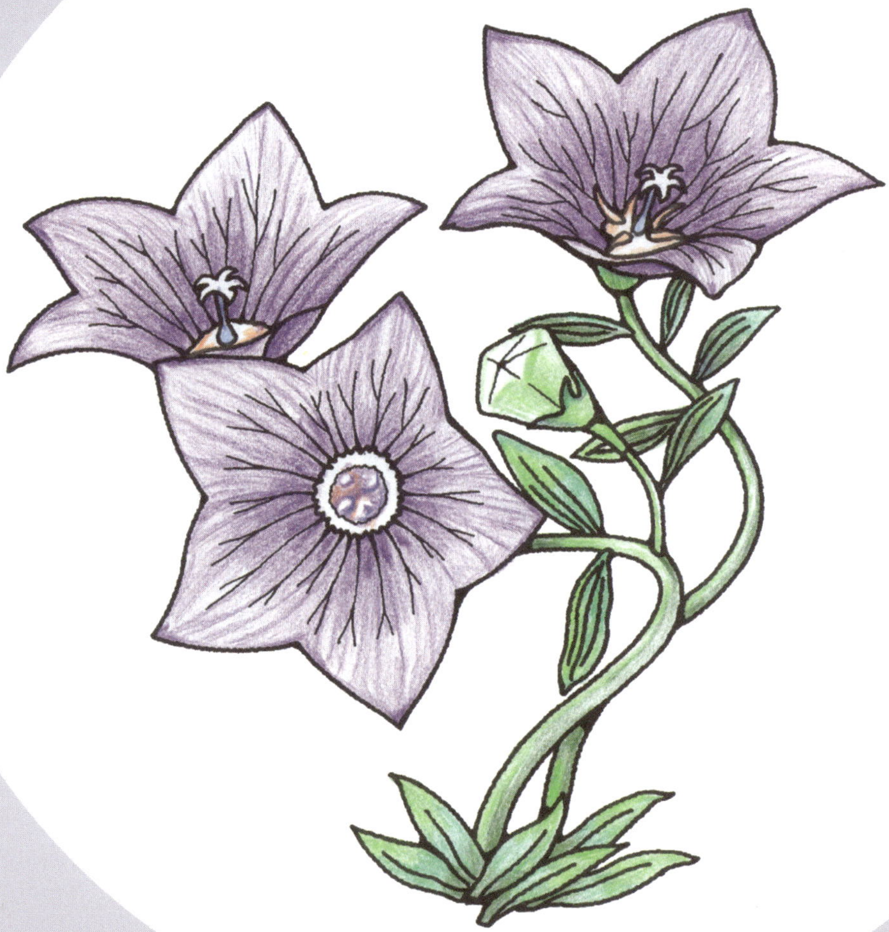

먼 옛날 예쁜소녀와 잘생긴 오빠와의 영원한 사랑이야기가 담긴
도라지꽃의 꽃말을 상상하며 예쁘게 색칠하여 보세요.

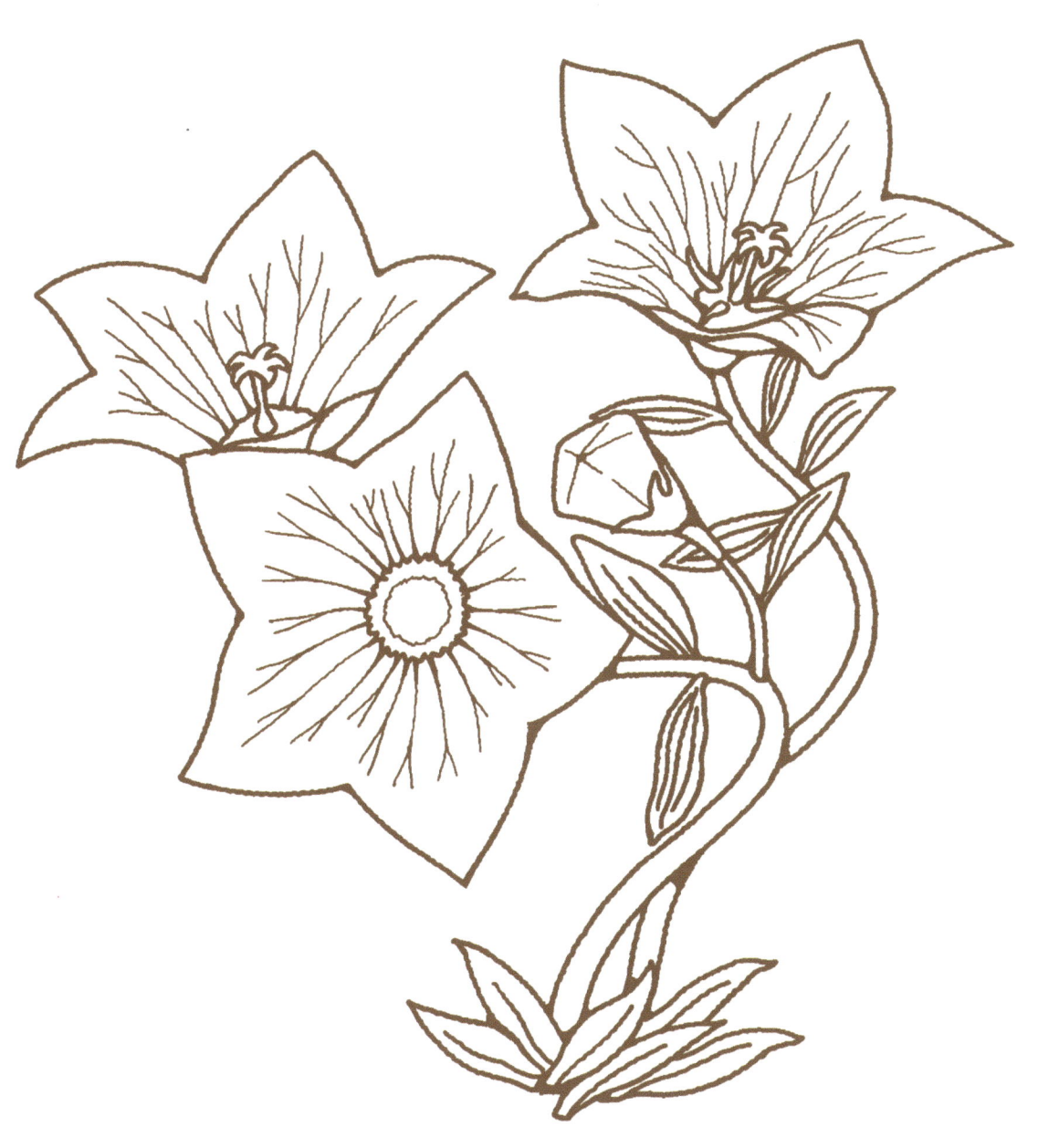

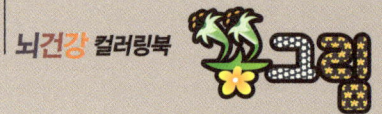

동백꽃

주로 자라는 곳은 한국의 남해안, 제주도 지역과 중국 남부, 일본 남부 등지입니다. 특히 한국에서는 전라남도 여수시가 동백나무로 유명합니다.

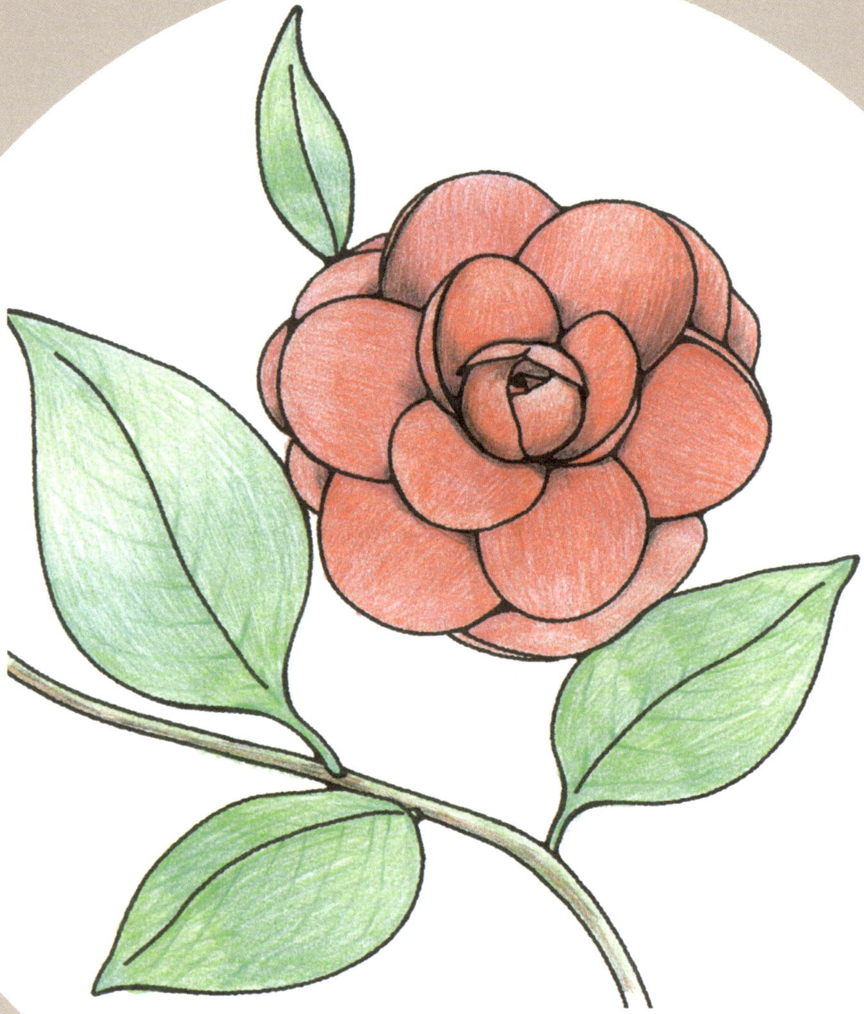

"이 세상 누구보다도 당신을 사랑합니다." 라는 꽃말이 있는
동백꽃을 빨갛게 색칠하여 보세요.

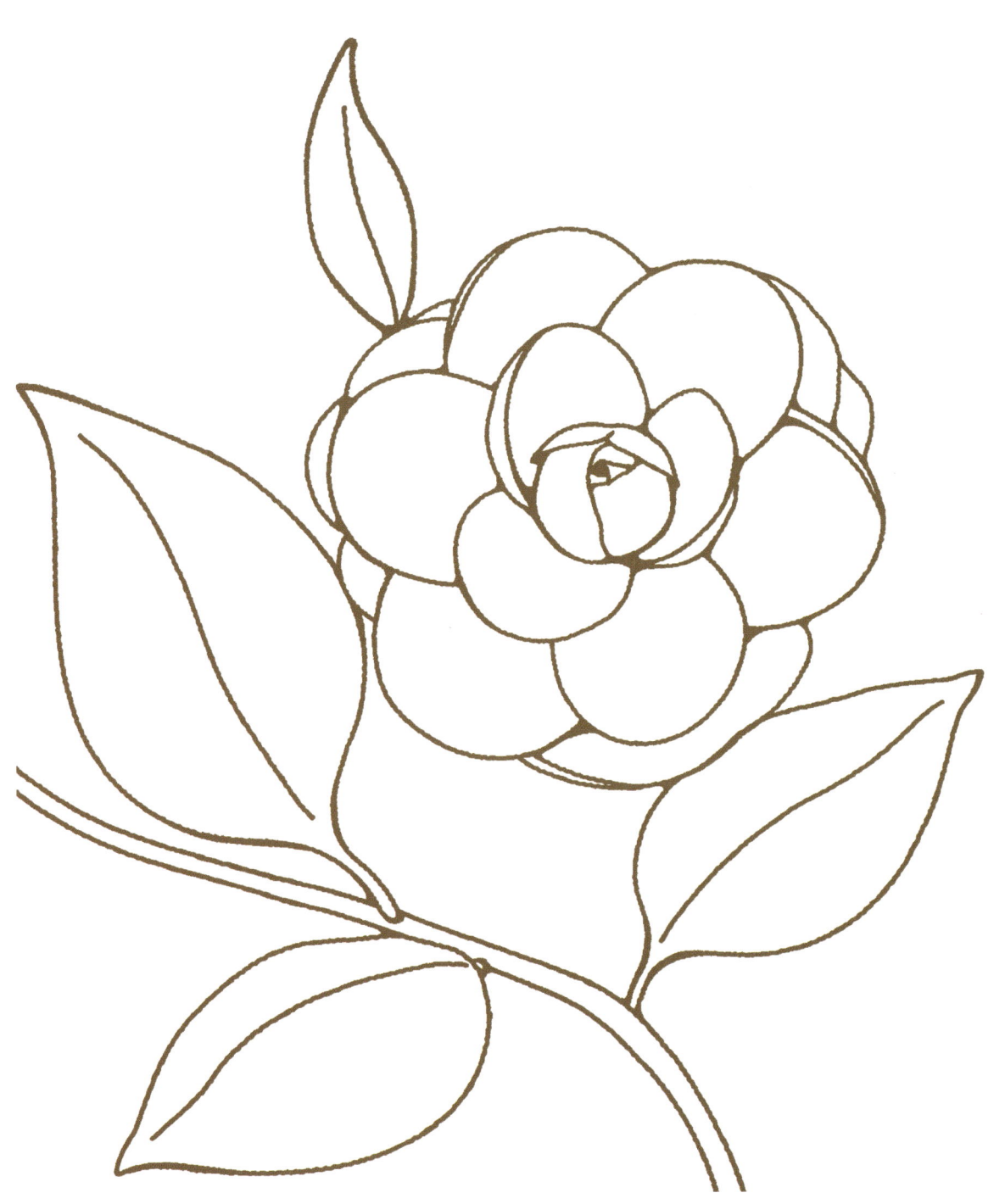

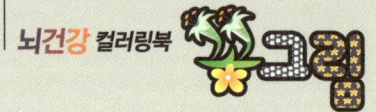

동자꽃

여러해살이풀로 줄기는 곧추서며, 높이 40-120cm, 마디가 뚜렷합니다. 잎은 마주나며, 긴 난형, 길이 5-10cm, 폭 2-5cm, 끝이 뾰족하고, 가장자리는 밋밋합니다. 잎 양면과 가장자리에 털이 있습니다. 잎자루는 없고 꽃은 줄기 끝과 잎겨드랑이에서 난 짧은 꽃자루에 한 개씩 피어 전체가 취산꽃차례를 이루며, 주황색, 지름 4cm쯤입니다. 꽃받침은 긴 곤봉 모양, 끝이 5갈래입니다.

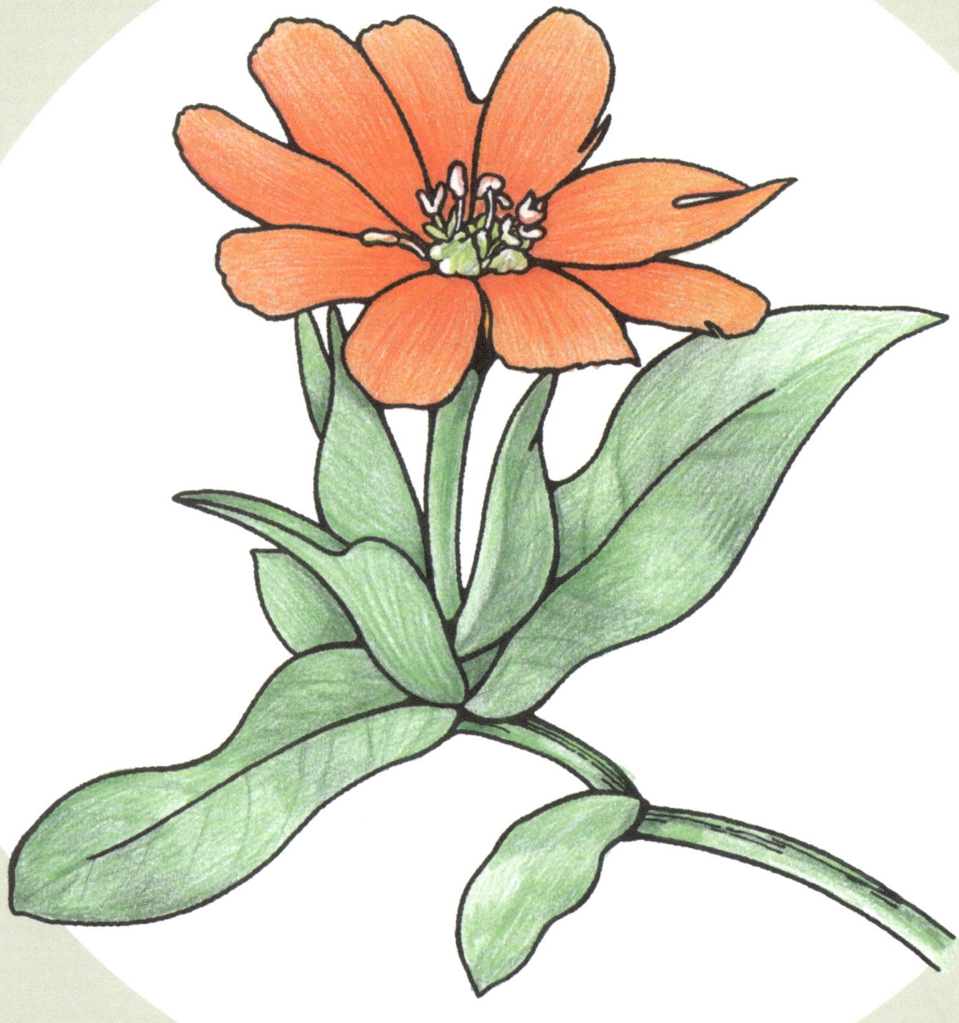

"영원한 그리움의 꽃말이 있는 꽃, 동자꽃입니다. 꽃잎과 닮은 붉은 열정의
그리움에 잠 못이루었던 밤의 나날을 추억해보며 동자꽃을 색칠하여 보세요"

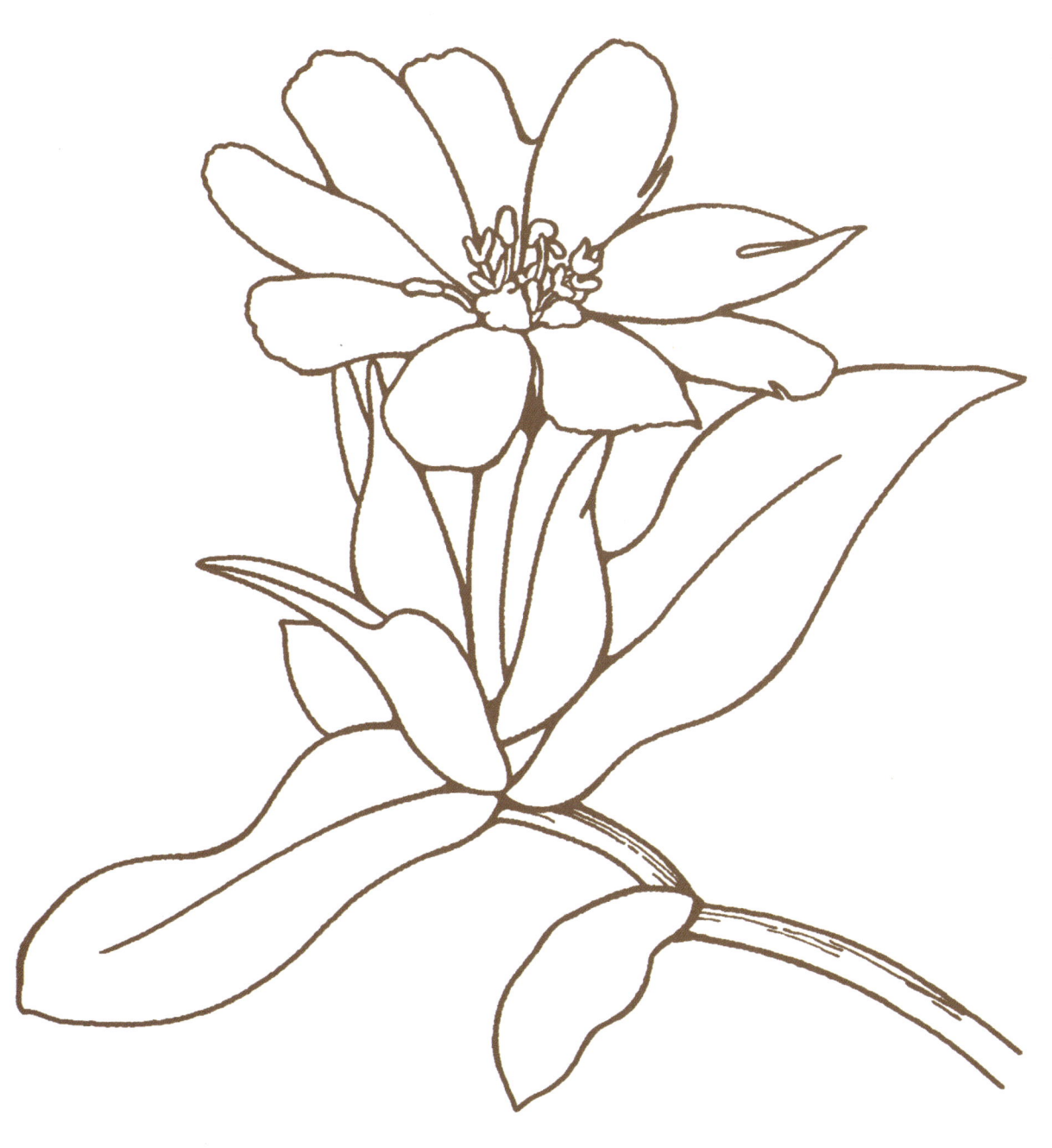

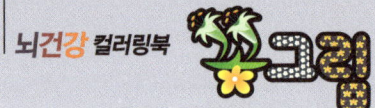

매발톱꽃

꽃은 6~7월에 피는데, 지름 3cm 정도이며 자줏빛을 띤 갈색이고 가지 끝에서 아래를 향하여 달립니다. 꽃받침은 꽃잎 같고 꽃받침조각은 5개이며 길이 2cm 정도입니다. 꽃잎은 5장이고 누른빛을 띠며 길이 12~15mm입니다. 꽃잎 밑동에 자줏빛을 띤 꿀주머니가 있습니다. 열매는 골돌과로서 5개이고 8~9월에 익으며 털이 납니다.

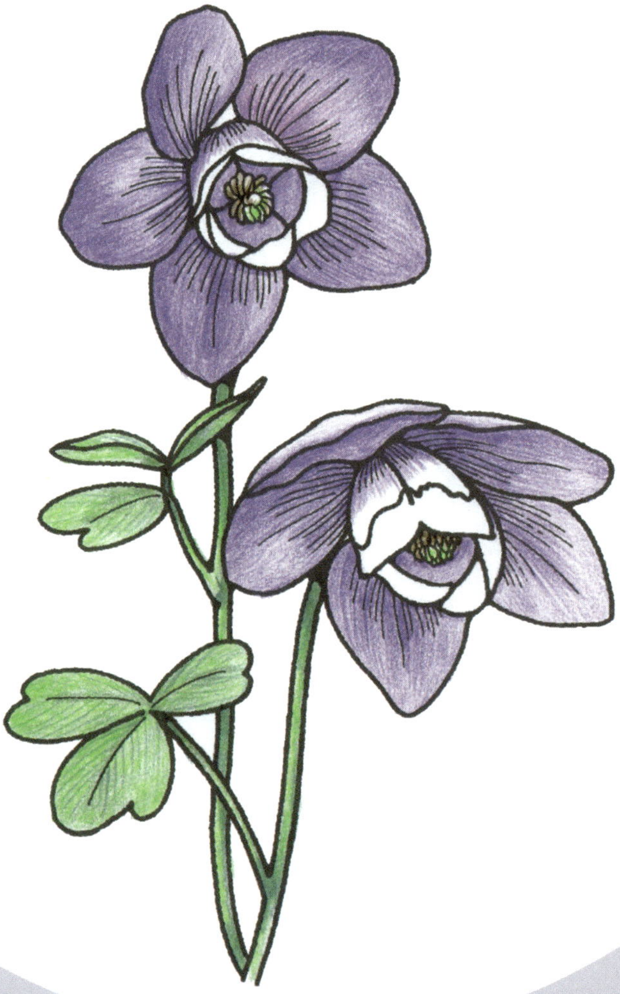

"어리석음과 근심 등의 꽃말을 지닌 꽃인 매발톱꽃을 예쁘게 색칠하여 보세요"

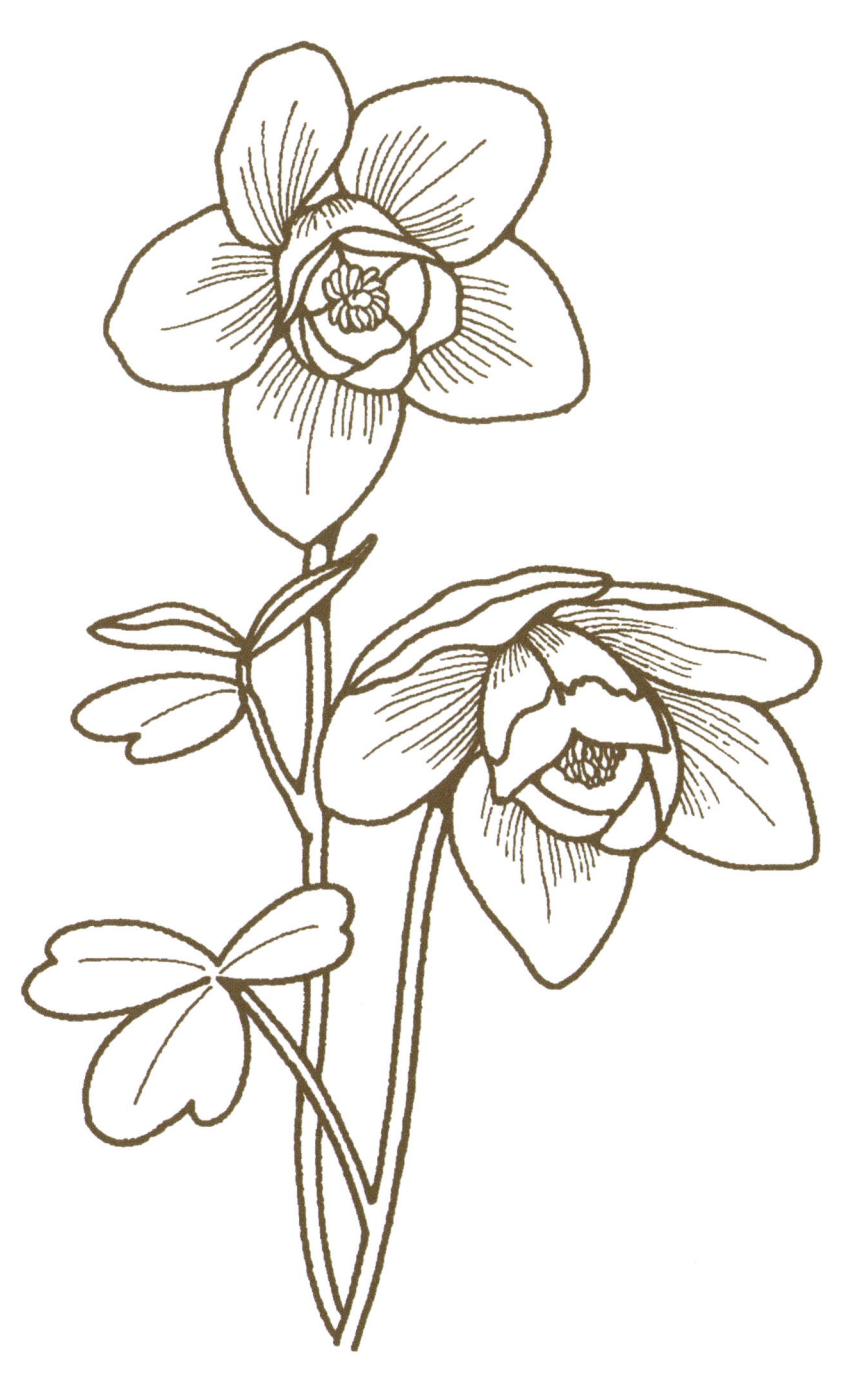

매화꽃

묵화(墨畵)에서 군자와 같이 고결한 존재를 넷으로 압축하고 있습니다. 이들 넷을 사군자(四君子)로 표현합니다. 사군자에는 매화·난초·국화·대나무를 포함합니다.

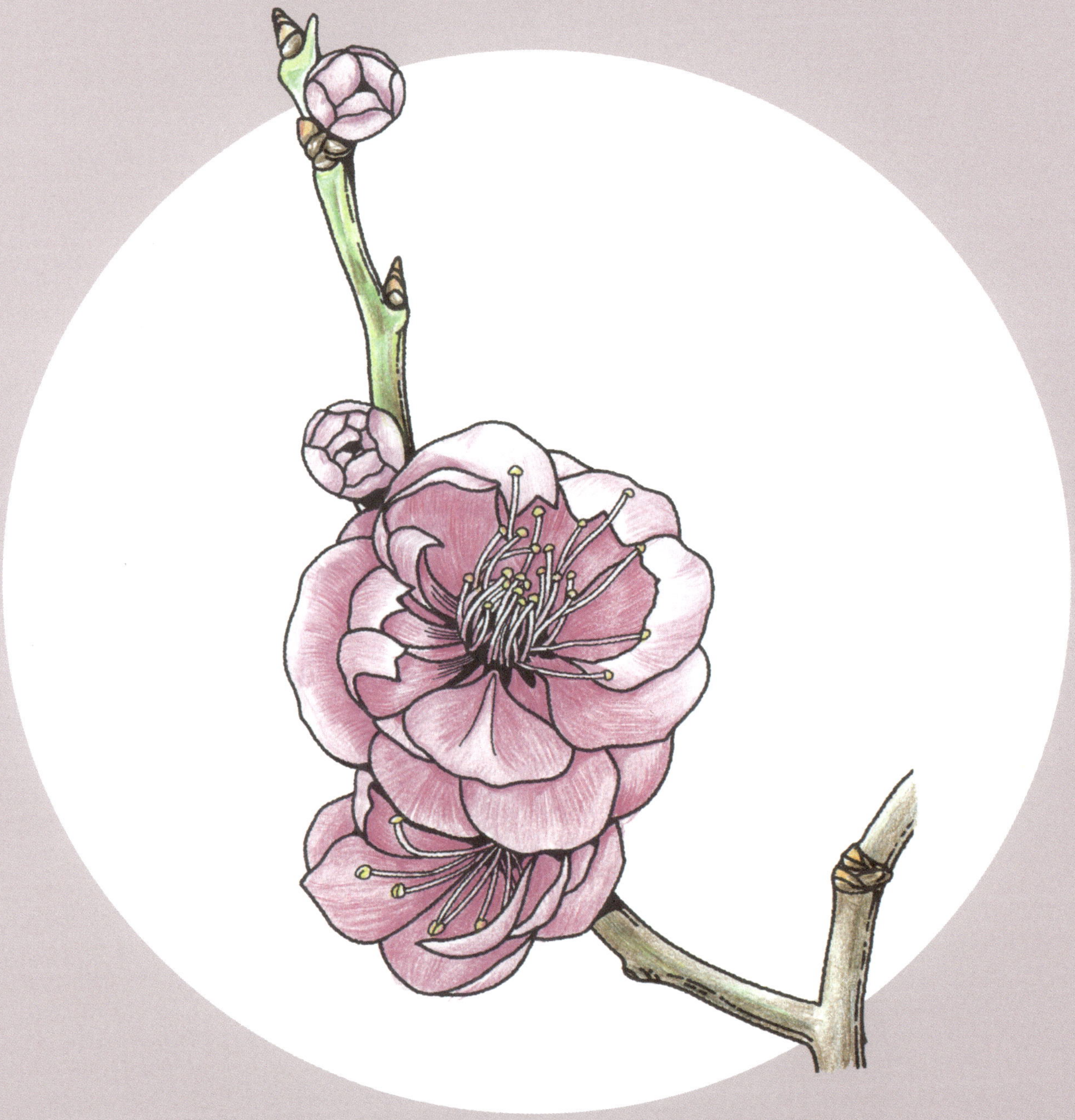

"고결함과 결백과 정조와 충실함을 담은 꽃, 매화꽃을 아름답게 색칠하여 보세요"

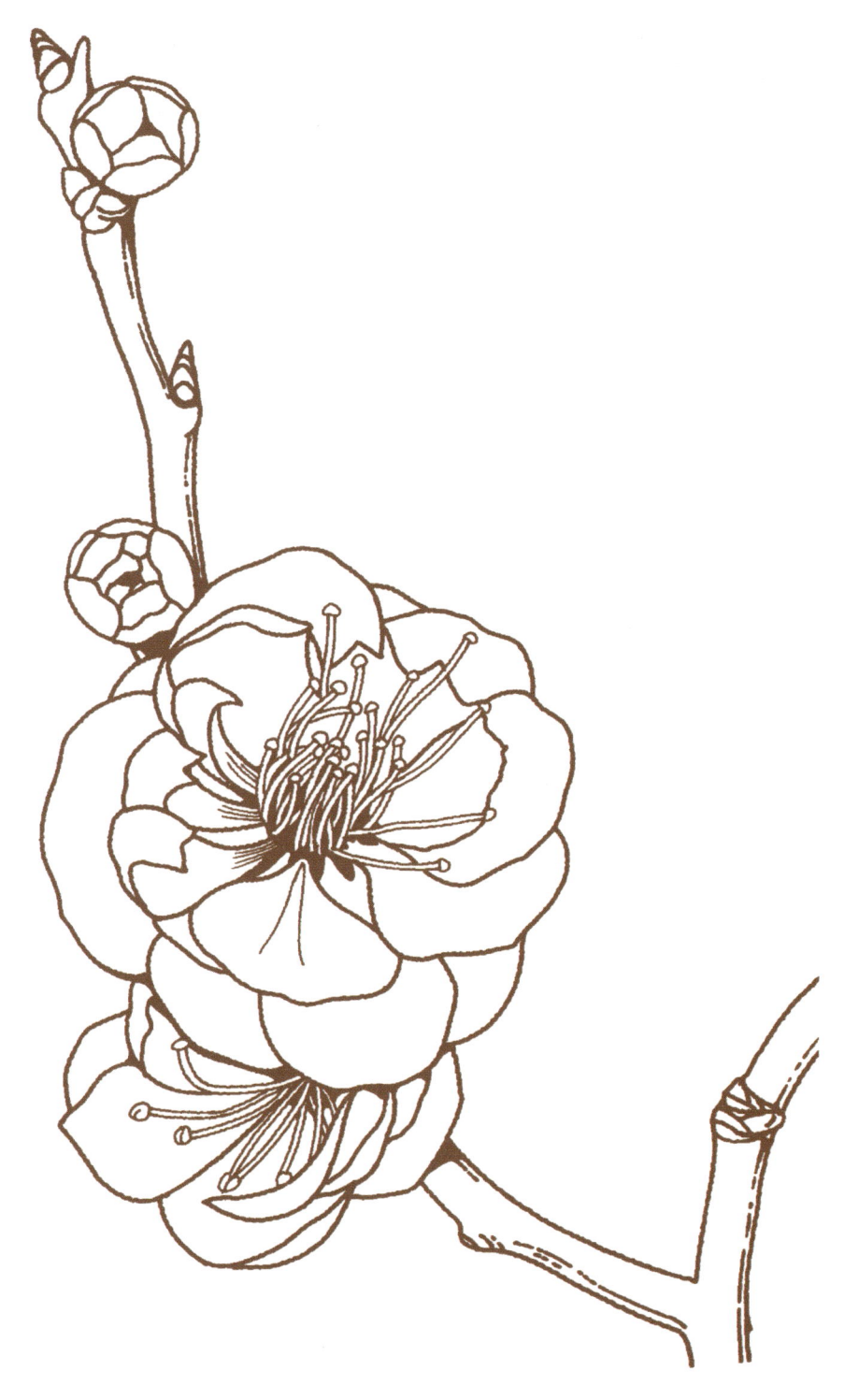

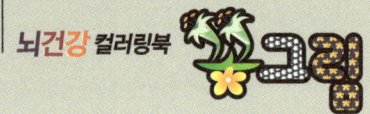

무궁화

무궁화는 낙엽 관목으로서 여러 품종이 있고 높이가 3-4m에 달하며, 어린 가지에 털이 많으나 점차 없어집니다. 무궁화는 정원에서 재배가 쉽고 씨로 번식이 가능하지만 꺾꽂이로 번식되므로 형질을 변형시키지 않고 유지하는 것이 쉽습니다. 잎은 어긋나며 달걀 모양이고 대개 3개로 갈라지고 가장자리에는 톱니가 있습니다.

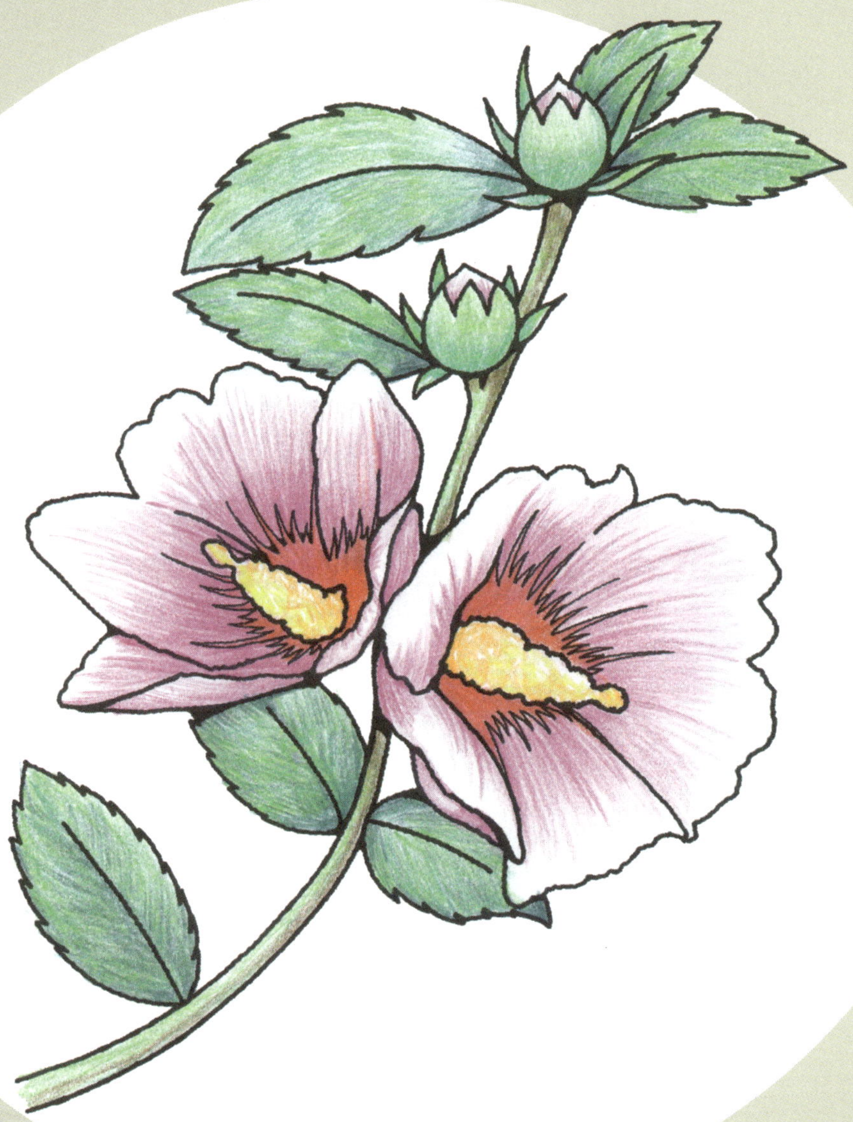

"영원함의 의미가 담긴 꽃 그래서 우리나라를 상징하는 국화가 된 무궁화꽃을 예쁘게 색칠하며 지난 어린 시절 동네 어귀에서 놀았던 무궁화꽃이 피었습니다 놀이를 기억해봅니다"

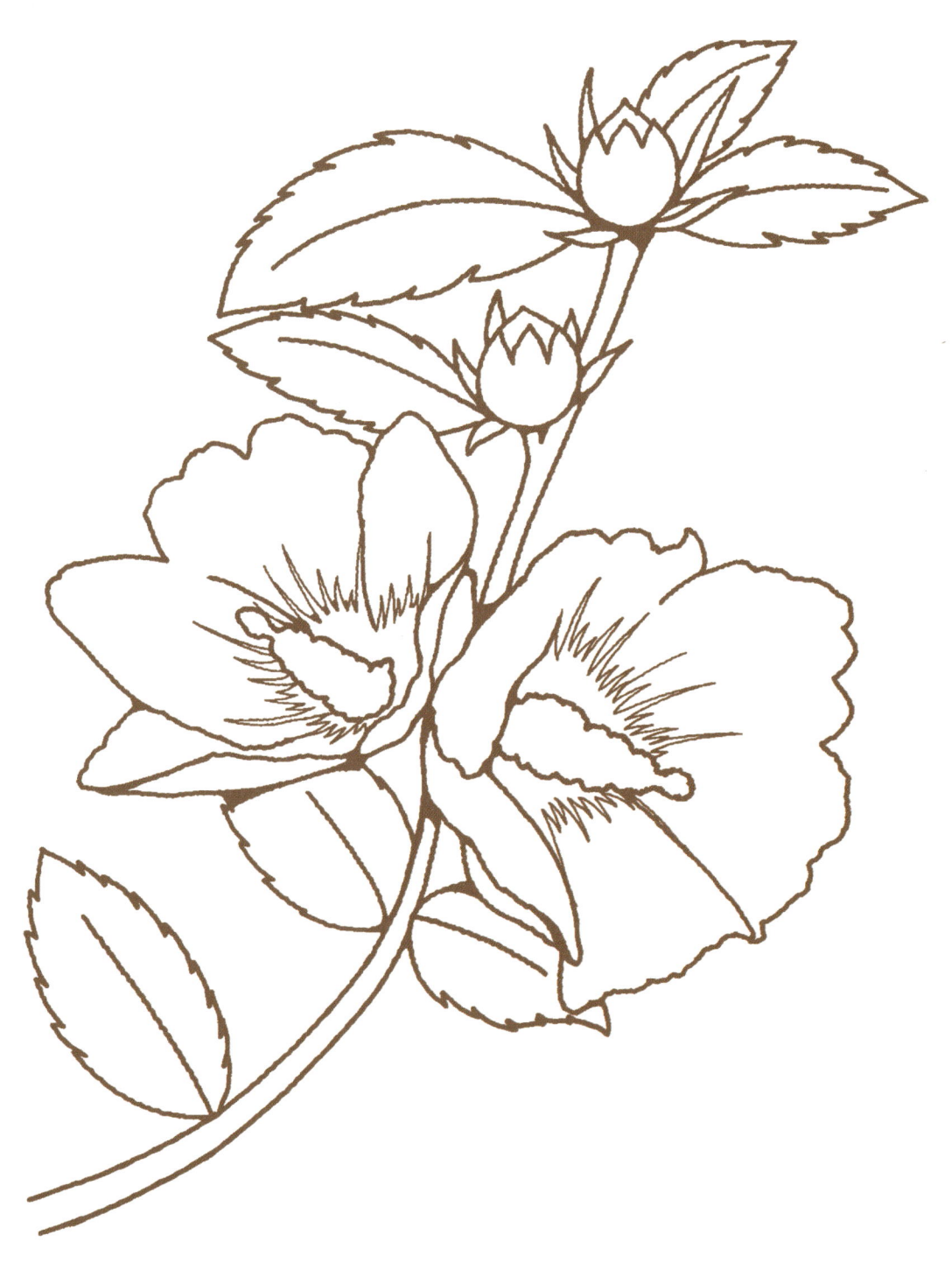

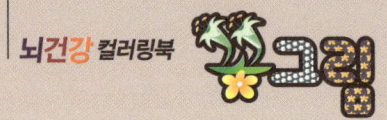

백일홍

꽃이 100일 동안 붉게 핀다는 뜻을 가지며 백일초라고도 부릅니다. 최근 일본에서는 대형종에 왜화제를 처리해서 분화용으로도 많이 재배하고 있습니다. 백일홍은 꽃 색이 선명하고 풍부하며, 꽃 형태도 소형의 꽃송이가 잘 피는 것부터 달리아 크기의 거대한 송이까지 있습니다.

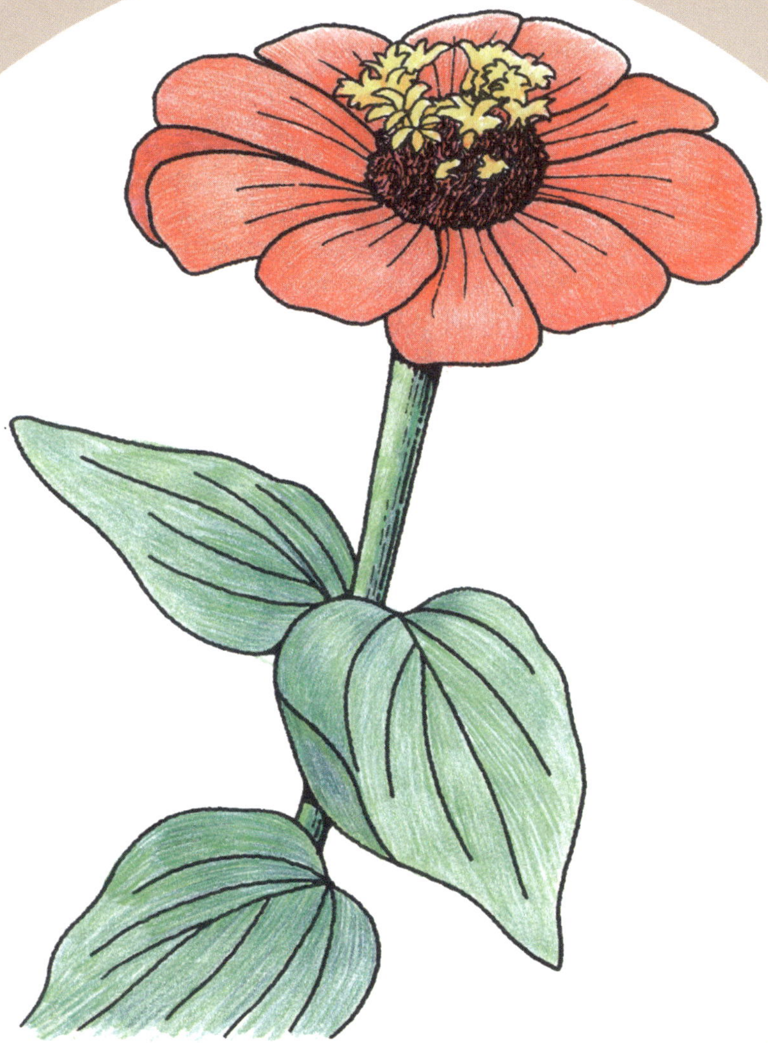

"아름다웠던 인연, 안타까웠던 인연, 모두 그리움이 되었지요.
이런 꽃말이 있는 백일홍을 예쁘게 색칠해보세요.

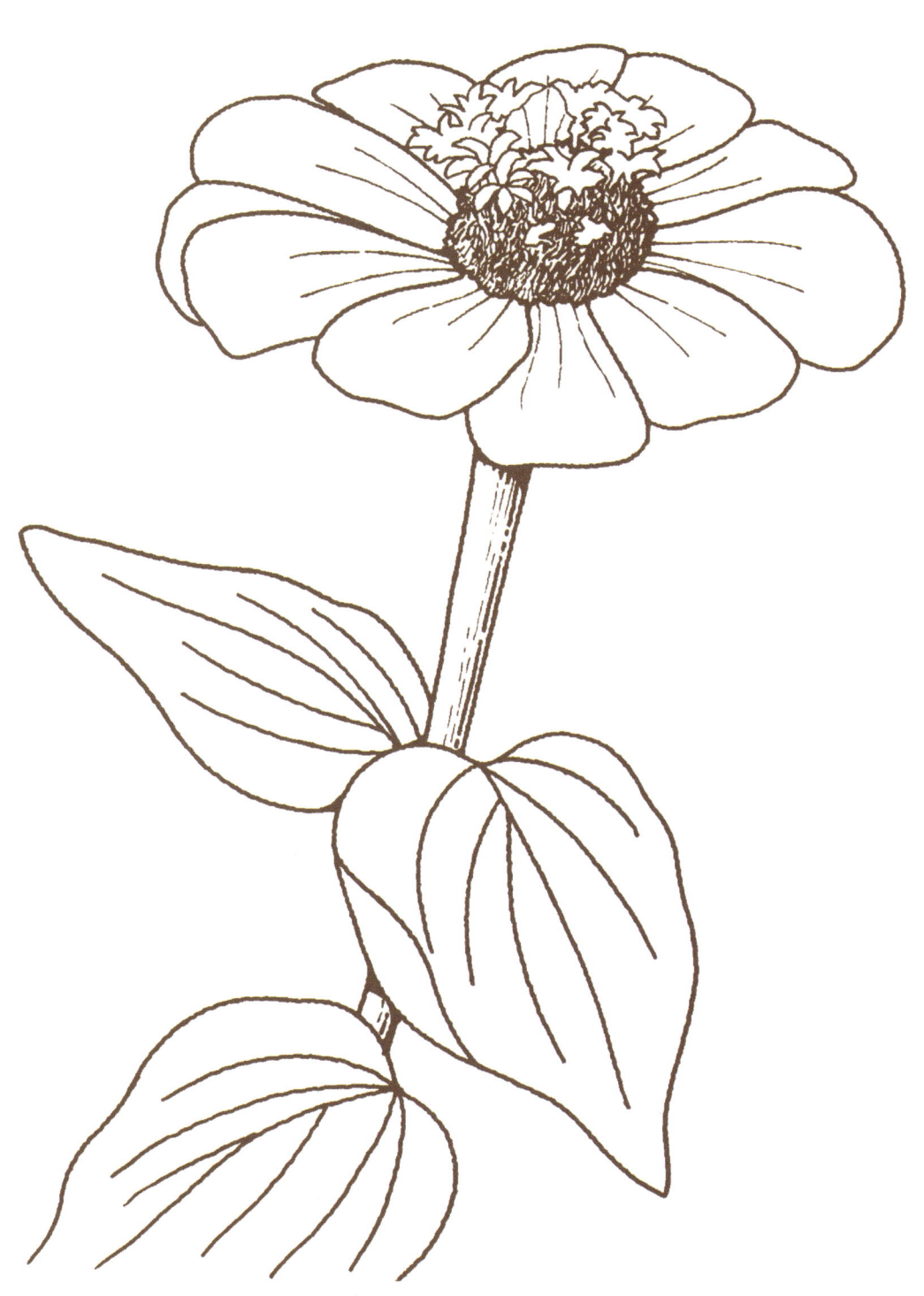

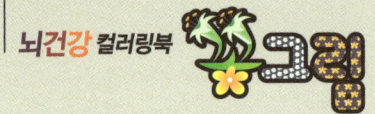

수선화

설 중 아·수선(水仙)이라고도 합니다. 지중해 연안이 원산지입니다. 비늘줄기는 넓은 달걀 모양이며 껍질은 검은색입니다. 잎은 늦가을에 자라기 시작하고 줄 모양이며 길이 20~40cm, 너비 8~15mm로서 끝이 둔하고 초록빛을 띤 흰색입니다. 꽃은 12~3월에 피며 통부(筒部)는 길이 18~20mm, 꽃자루는 높이 20~40cm입니다.

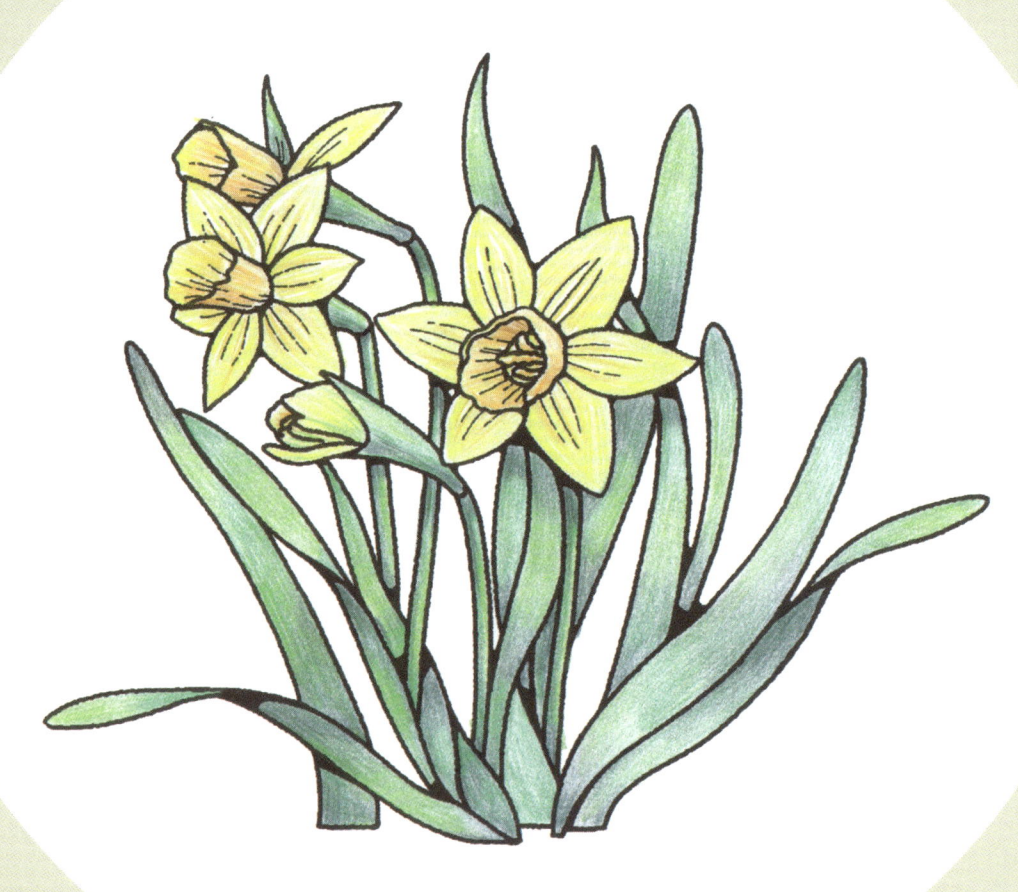

"자기 자신만을 사랑하는 꽃, 자존심의 상징, 여기에 고결함과 신비스러움까지 나타내는 꽃, 수선화를 아름답게 색칠하여 보세요"

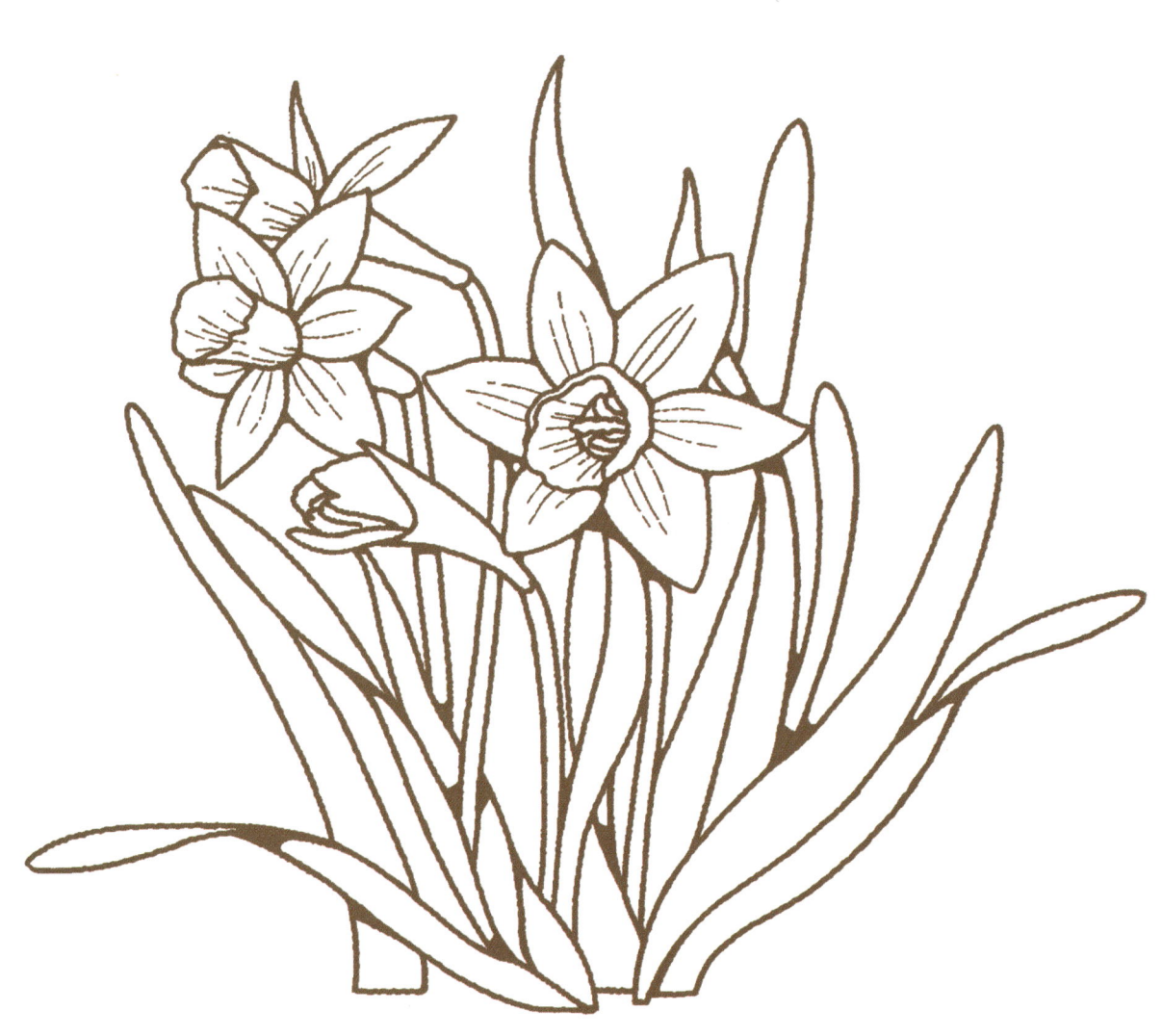

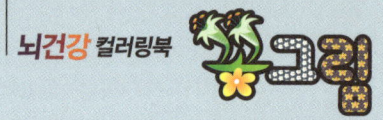

연꽃

아시아 남부와 오스트레일리아 북부가 원산지입니다. 진흙 속에서 자라면서도 청결하고 고귀한 식물로, 여러 나라 사람들에게 친근감을 주어 온 식물입니다. 연못에서 자라고 논밭에서 재배하기도 하며 뿌리줄기는 굵고 옆으로 뻗어가며 마디가 많고 가을에는 특히 끝부분이 굵어집니다.

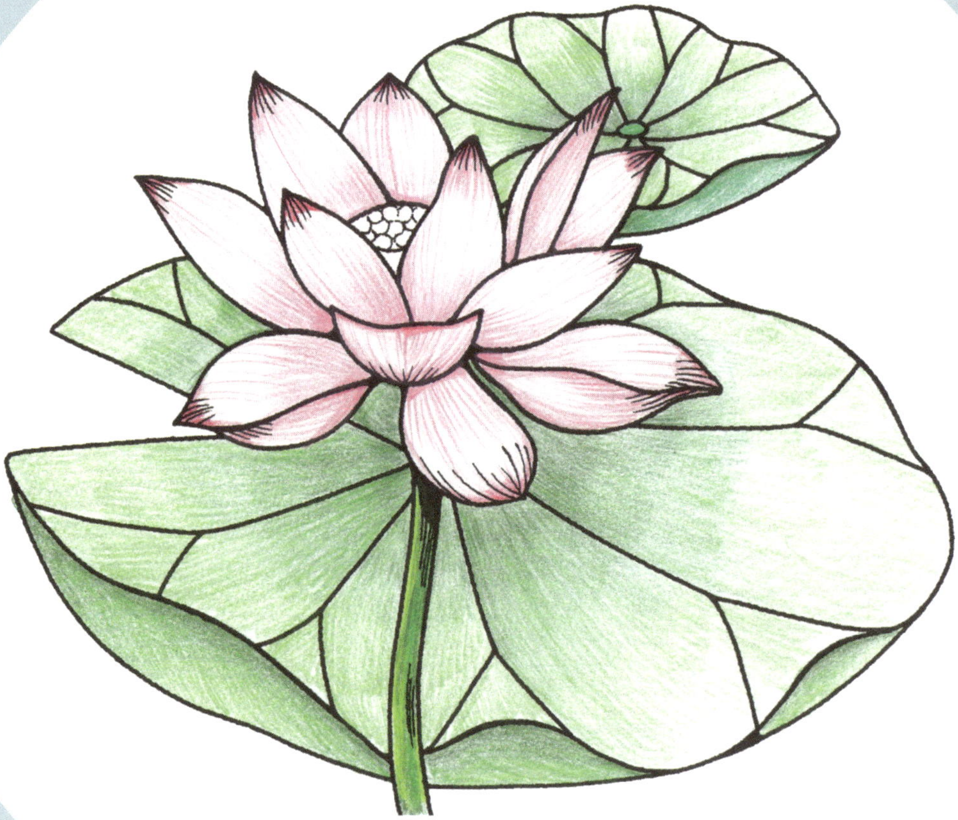

탁한 연못에서 아름답게 피는 꽃, 연꽃입니다.
꽃말도 '청순한 마음과 당신은 아름답습니다' 라는 연꽃을 예쁘게 색칠하여 보세요.

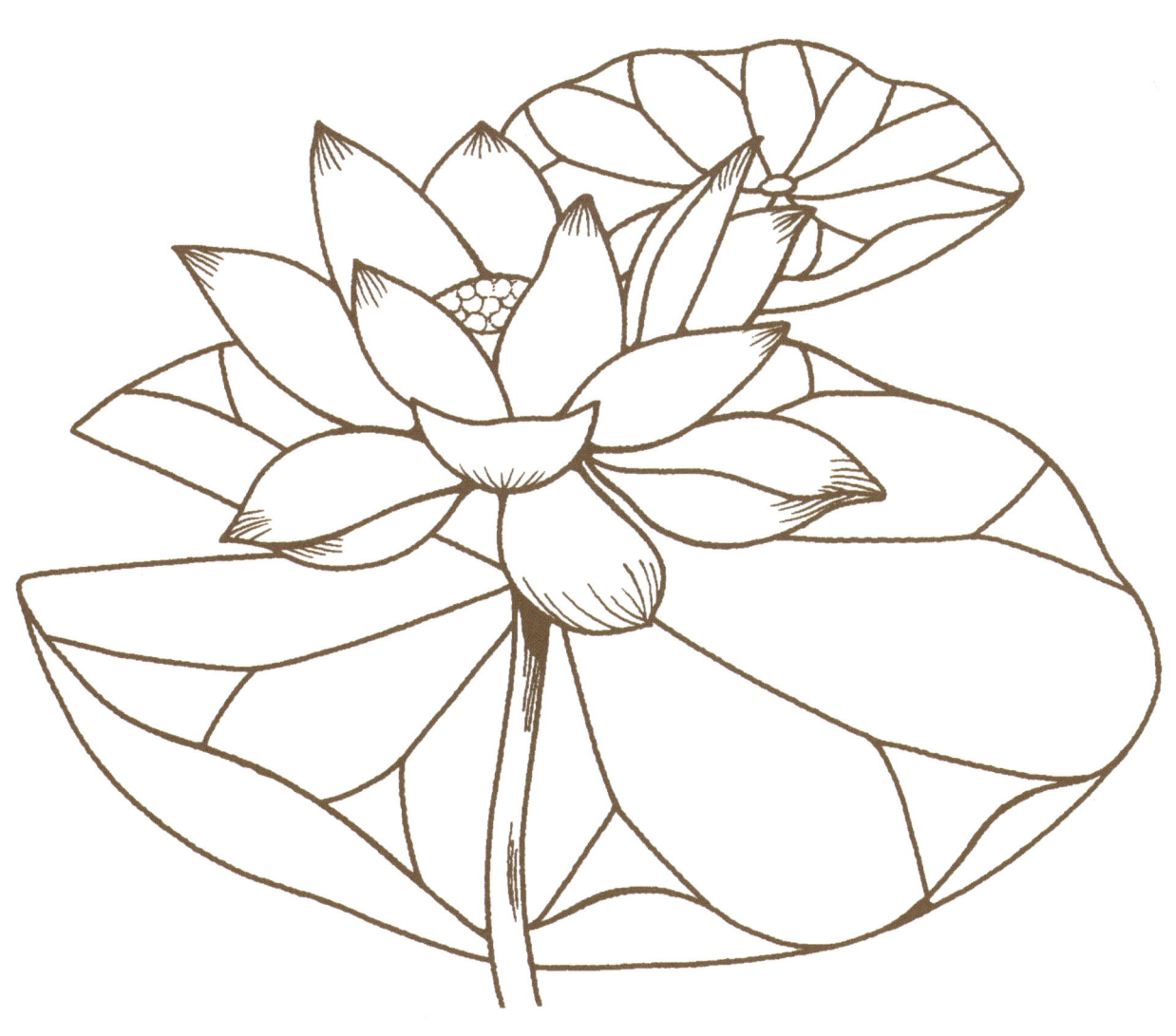

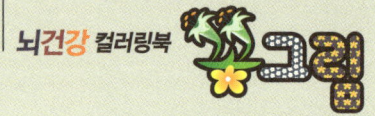

작약꽃

꽃이 크고 탐스러워서 함박꽃이라고도 합니다. 백작약·적작약·호작약·참작약 등 다양한 품종이 있습니다. 백작약은 높이 40~50㎝로 밑부분이 비늘 같은 잎으로 싸여 있으며, 뿌리는 육질(肉質)이고 굵습니다. 잎은 3, 4개가 어긋나며, 3개씩 2회 갈라집니다. 꽃은 6월에 피며 백색입니다.

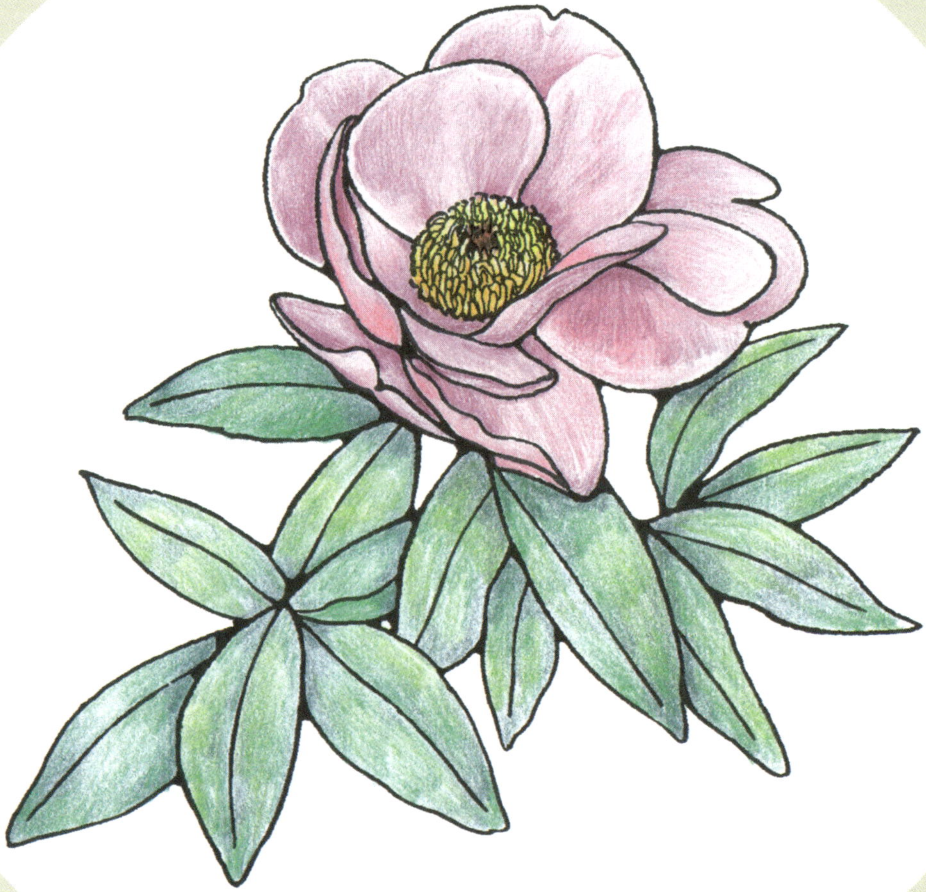

수줍음이 가득한 꽃말이 있는 꽃이 작약꽃입니다.
작약꽃을 예쁘게 색칠하여 보세요.

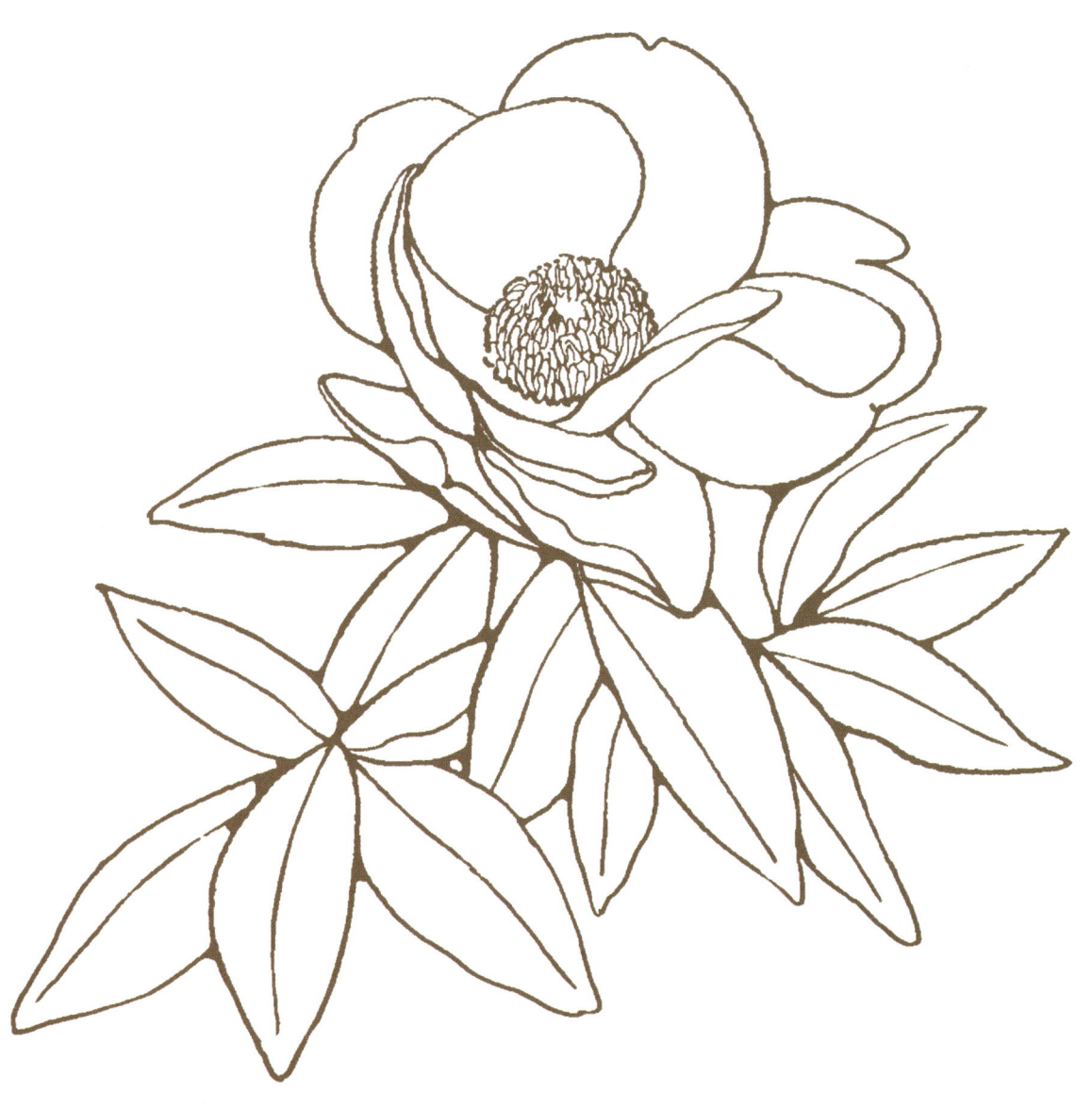

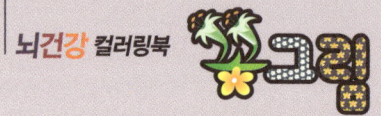

장미꽃

키가 작은 여러해살이 나무로 덩굴식물로 대부분 아시아 원산의 야생 장미를 인공으로 서로 교잡하여 만들어낸 원예종입니다. 줄기에는 잎이 변한 가시가 있으며, 잎은 마주나는데 깃털 모양으로 갈라진 겹잎입니다. 넓은 타원형의 잔잎에는 날카로운 톱니가 있습니다.

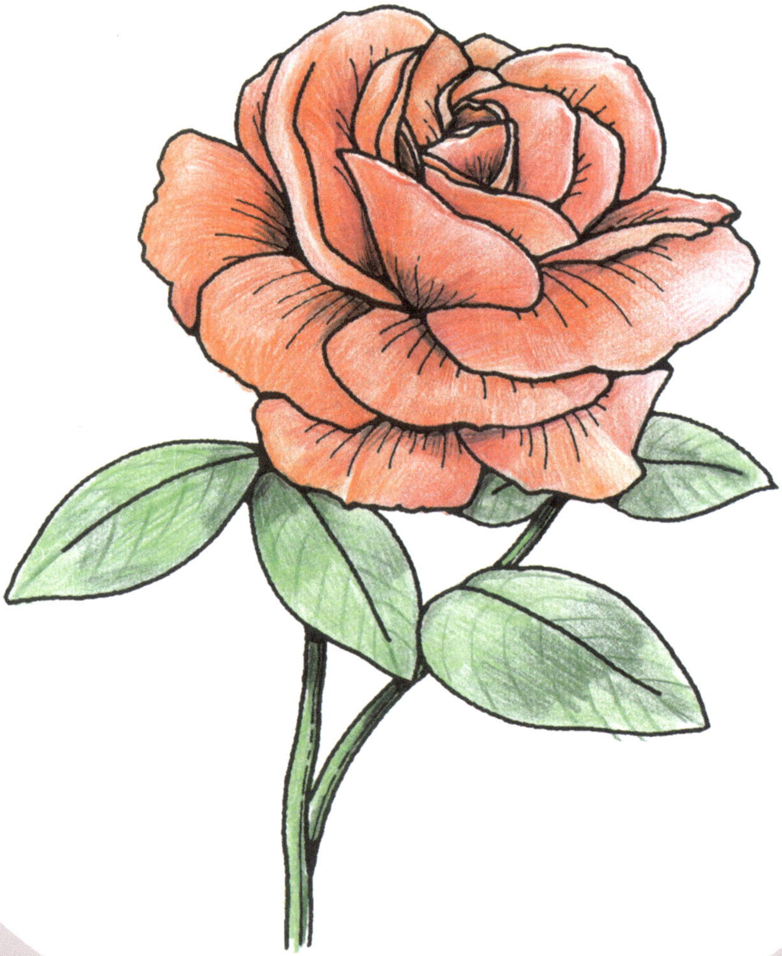

"사랑의 화신, 열정적인 사랑의 의미가 가득한 꽃 장미꽃입니다.
장미꽃의 기억을 떠올리며 지난날 사랑의 열정 다시 살려보세요"

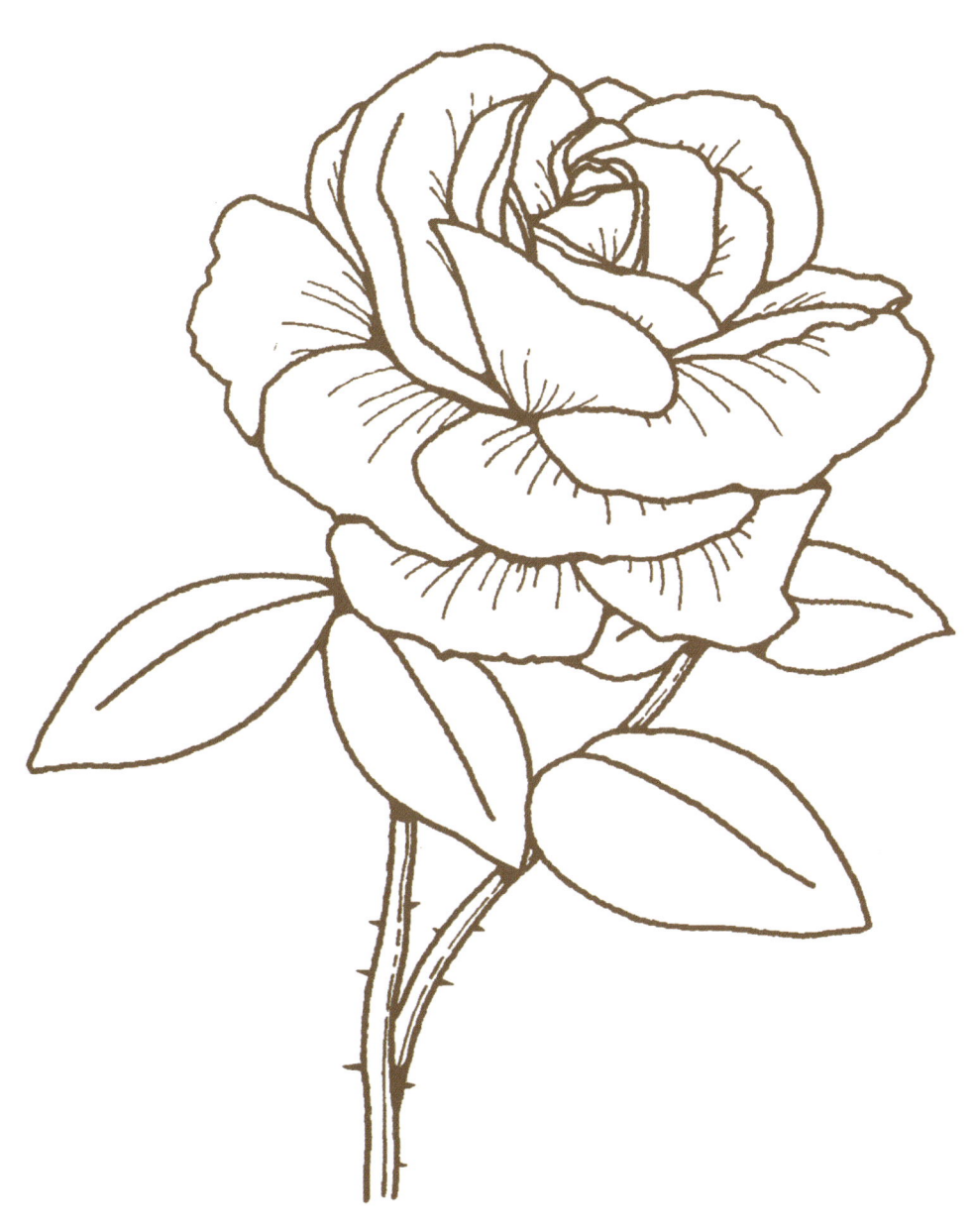

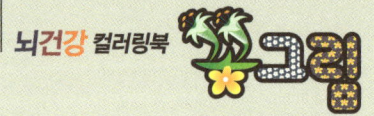

참나리꽃

꽃은 7~8월에 피고 노란빛이 도는 붉은색 바탕에 검은빛이 도는 자주색 점이 많으며 지름이 10~12cm이고 4~20개가 밑을 향하여 달립니다. 화피 조각은 6개이고 바소꼴이며 뒤로 심하게 말립니다. 밀구(蜜溝)에 털이 있고, 6개의 수술과 1개의 암술이 길게 꽃 밖으로 나오며, 꽃밥은 짙은 붉은빛을 띤 갈색입니다.

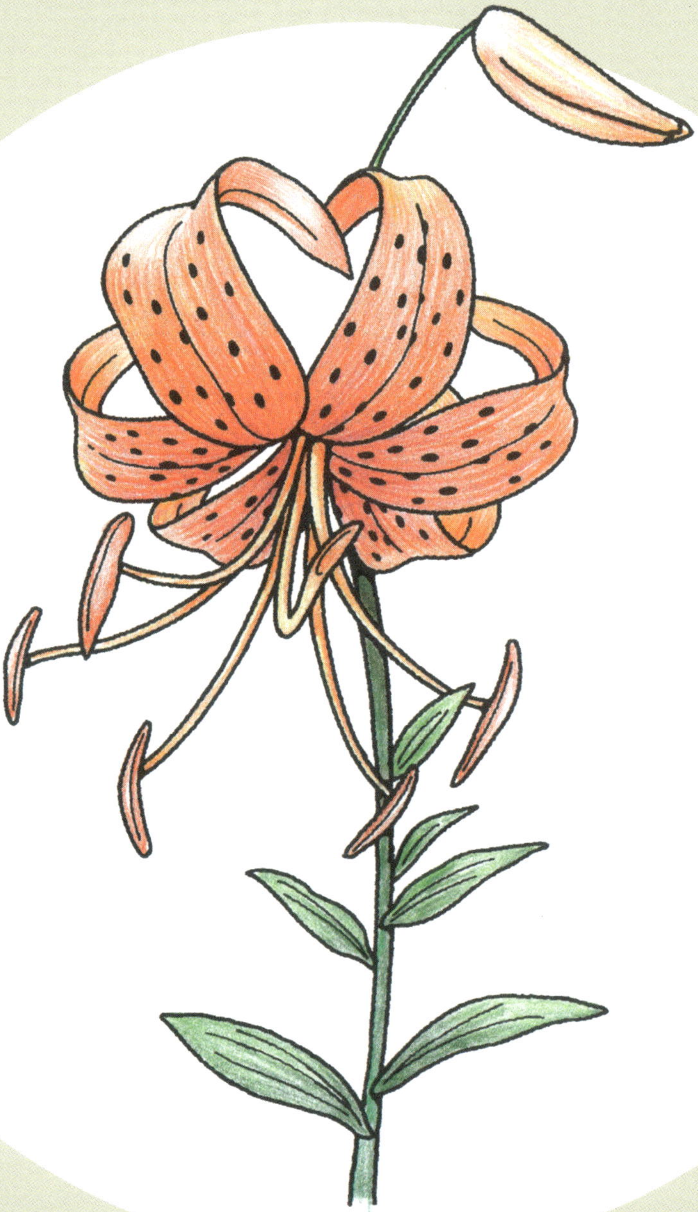

"순결함과 고귀함의 의미를 담은 꽃, 참나리꽃을 예쁘게 색칠하며 참나리꽃과
이어진 기억 너머의 순간들을 그리워해봅니다"

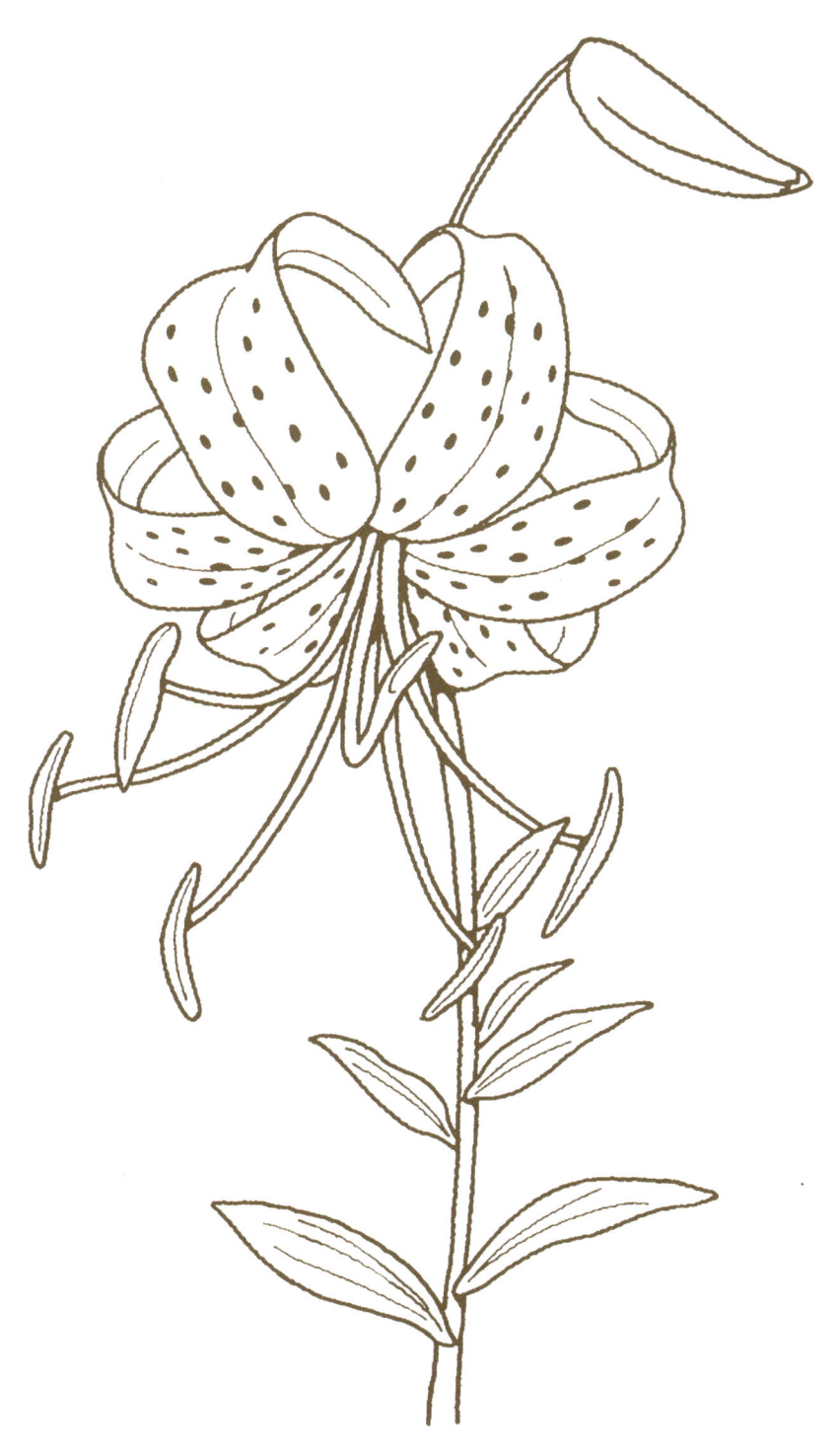

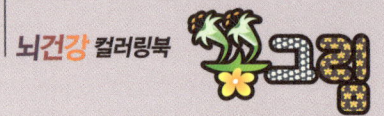

채송화꽃

꽃은 7~10월에 피고 맑은 날 낮에 피며 오후 2시경에 시듭니다. 꽃받침은 2개로 넓은 달걀 모양이고 막질이며, 꽃잎은 5개로 달걀을 거꾸로 세운 모양이고 끝이 파집니다. 수술은 많으며 암술대에 5~9개의 암술머리가 있습니다.

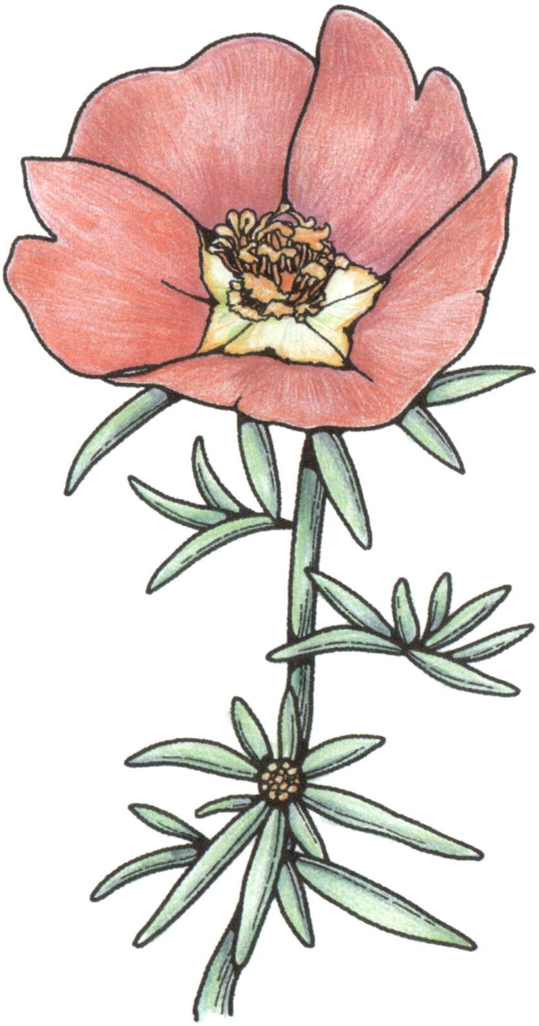

"가련함과 순진함의 의미를 담은 꽃.
채송화를 예쁘게 색칠하며 정원의 한쪽에서 얌전하게 피어있는 채송화를 기억해주세요"

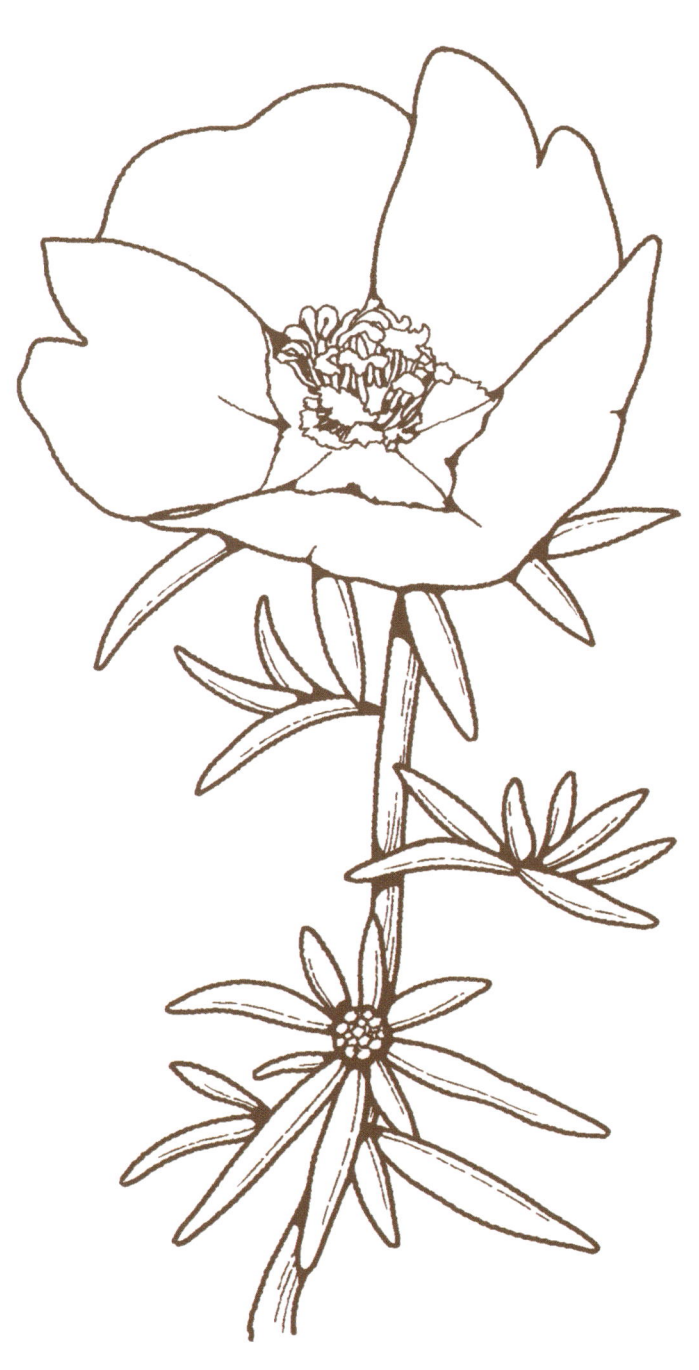

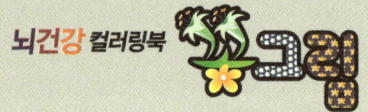

코스모스

멕시코가 원산지이며 관상용으로 흔히 심습니다. 줄기는 높이가 1~2m이고 윗부분에서 가지가 갈라지며 털이 없습니다. 잎은 마주나고 2회 깃꼴로 갈라지며, 갈라진 조각은 줄 모양입니다. 꽃은 6~10월에 피고 가지와 줄기 끝에 두상화(頭狀花:꽃대 끝에 꽃자루가 없는 작은 꽃이 많이 모여 피어 머리 모양을 이룬 꽃)가 1개씩 달립니다.

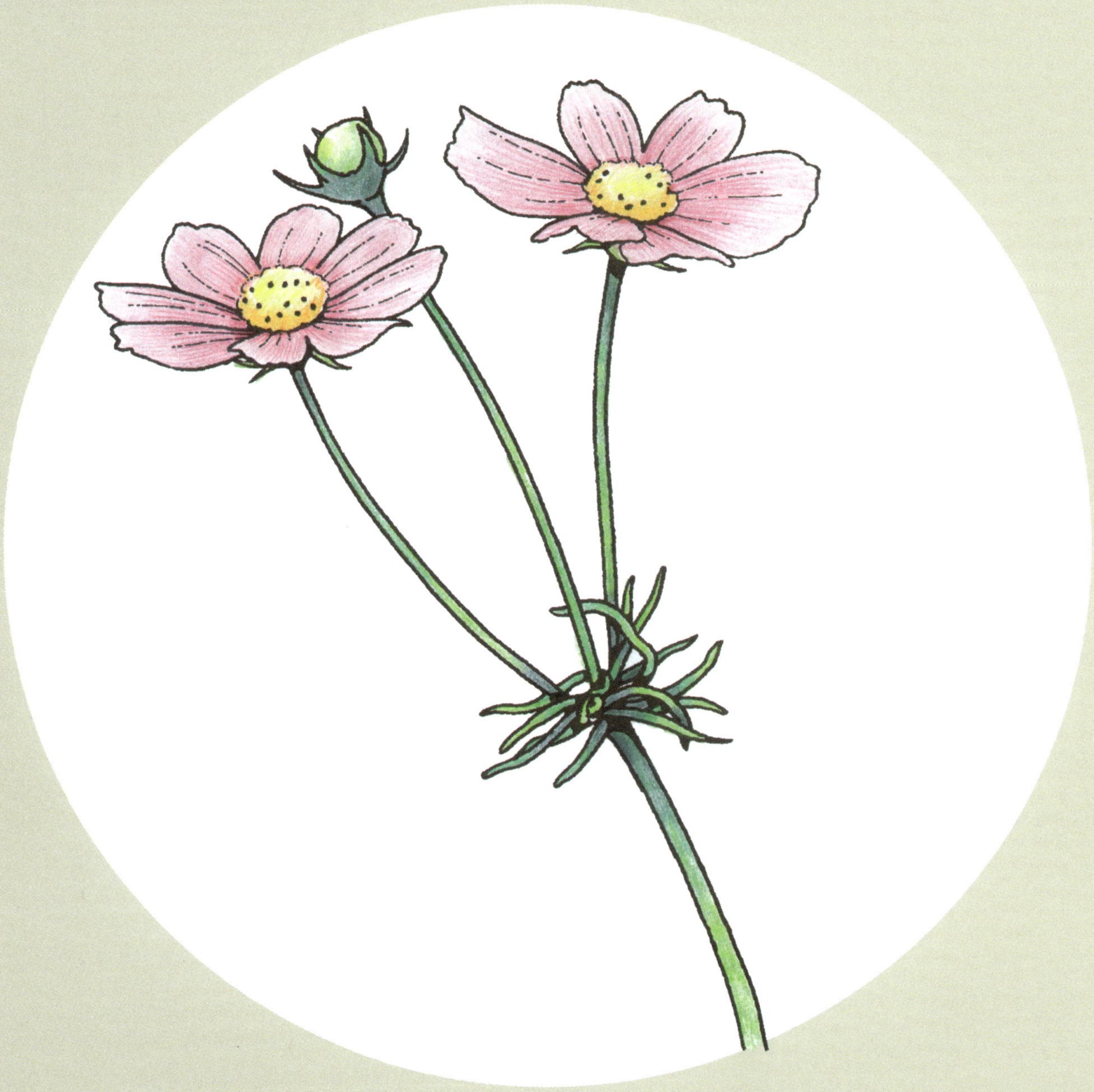

태초에 신이 꽃을 만들기 위해 처음 시험삼아 만든 꽃이라는 이야기가 전해져 오는 코스모스를 아름답게 색칠하여 보세요.

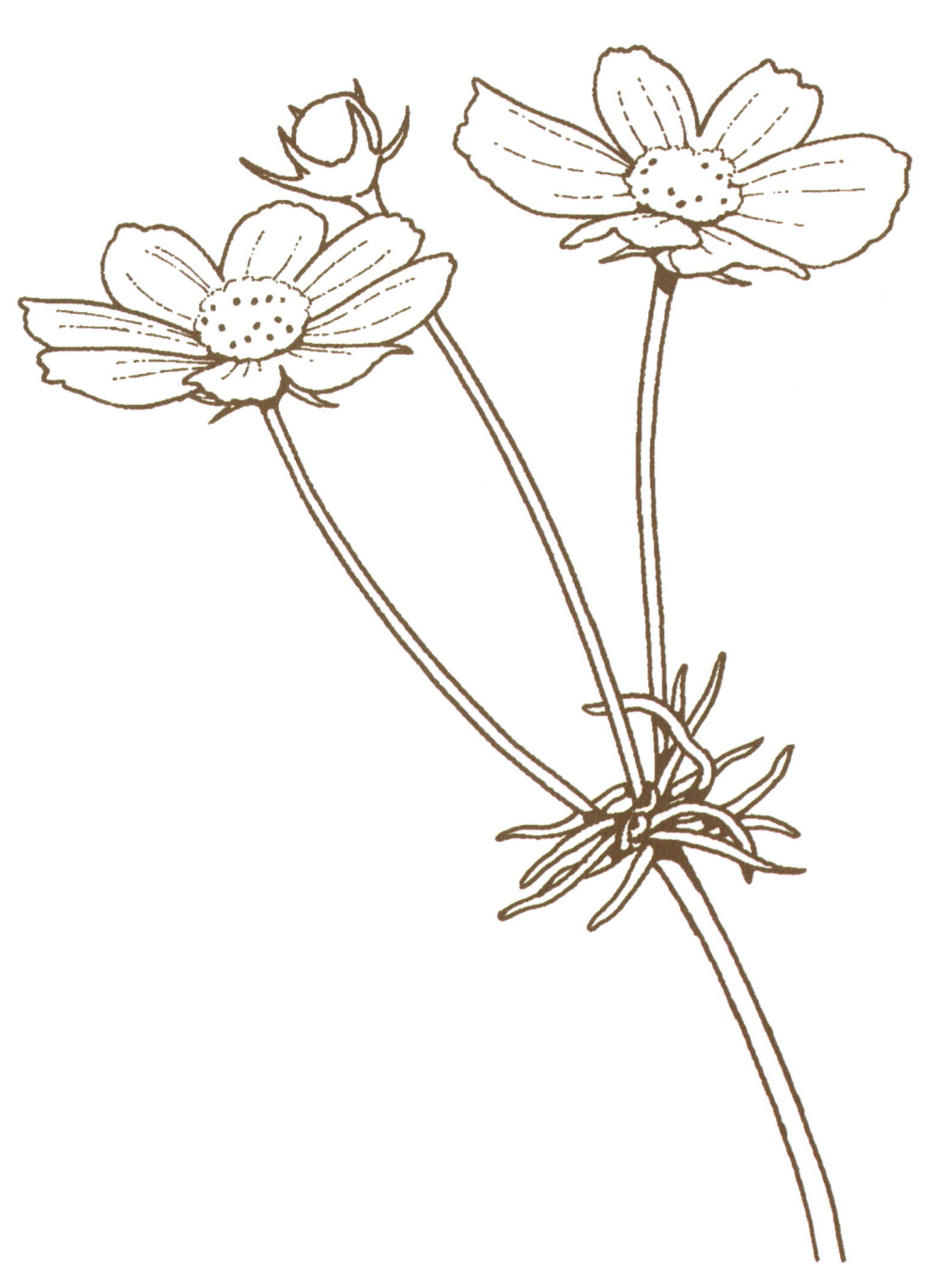

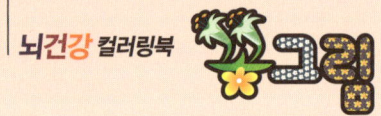

튤립

남동 유럽과 중앙아시아 원산지입니다. 비늘줄기는 달걀 모양이고 원줄기는 곧게 서며 갈라지지 않습니다. 잎은 밑에서부터 서로 계속 어긋나고 밑부분은 원줄기를 감쌉니다. 길이 20~30cm로서 넓은 바소꼴이거나 타원 모양 바소꼴이고 가장자리는 물결 모양이며 안쪽으로 약간 말립니다.

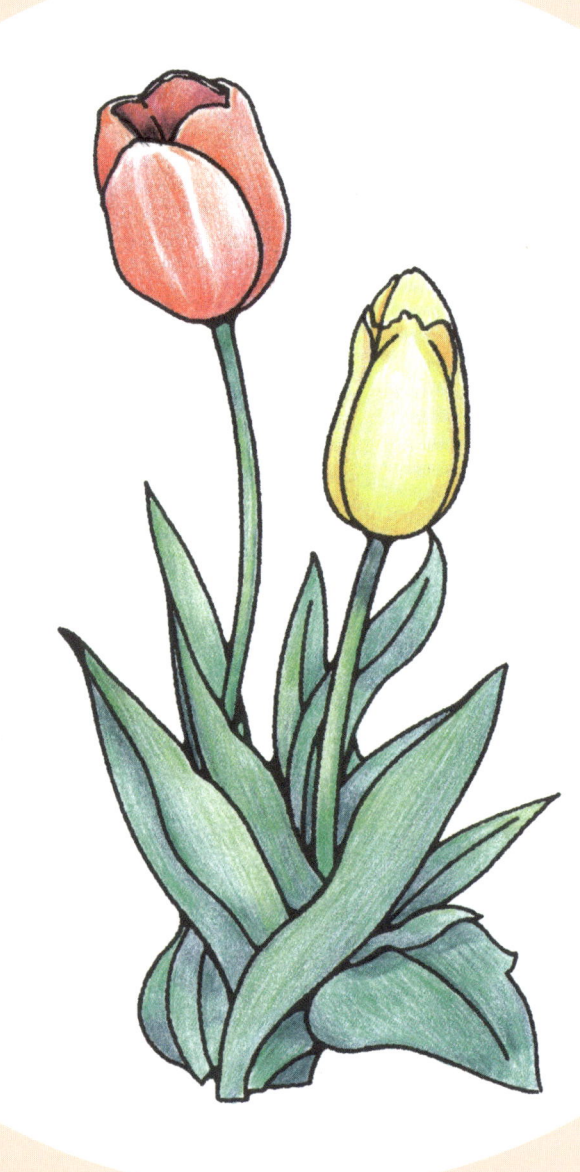

"당신을 사랑합니다" 라는 사랑고백의 순간을 떠올리게 하는
튤립꽃을 아름답게 색칠하여 보세요"

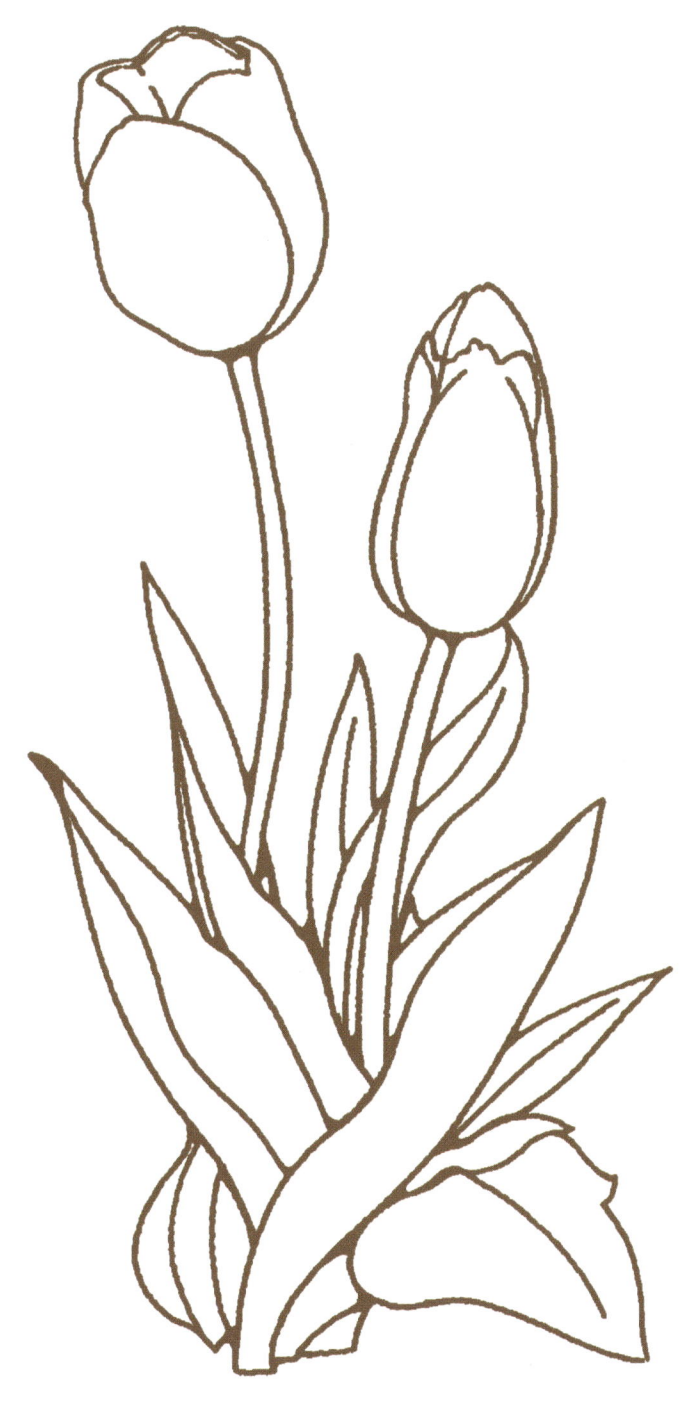

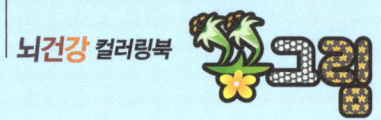

해바라기

꽃은 8~9월에 피고 원줄기가 가지 끝에 1개씩 달려서 옆으로 처집니다. 설상화는 노란색이고 중성이며, 관상화는 갈색 또는 노란색이고 양성입니다. 열매는 10월에 익는데, 2개의 능선이 있고 달걀을 거꾸로 세운 듯한 모양으로 길이 1cm 내외이며 회색 바탕에 검은 줄이 있습니다.

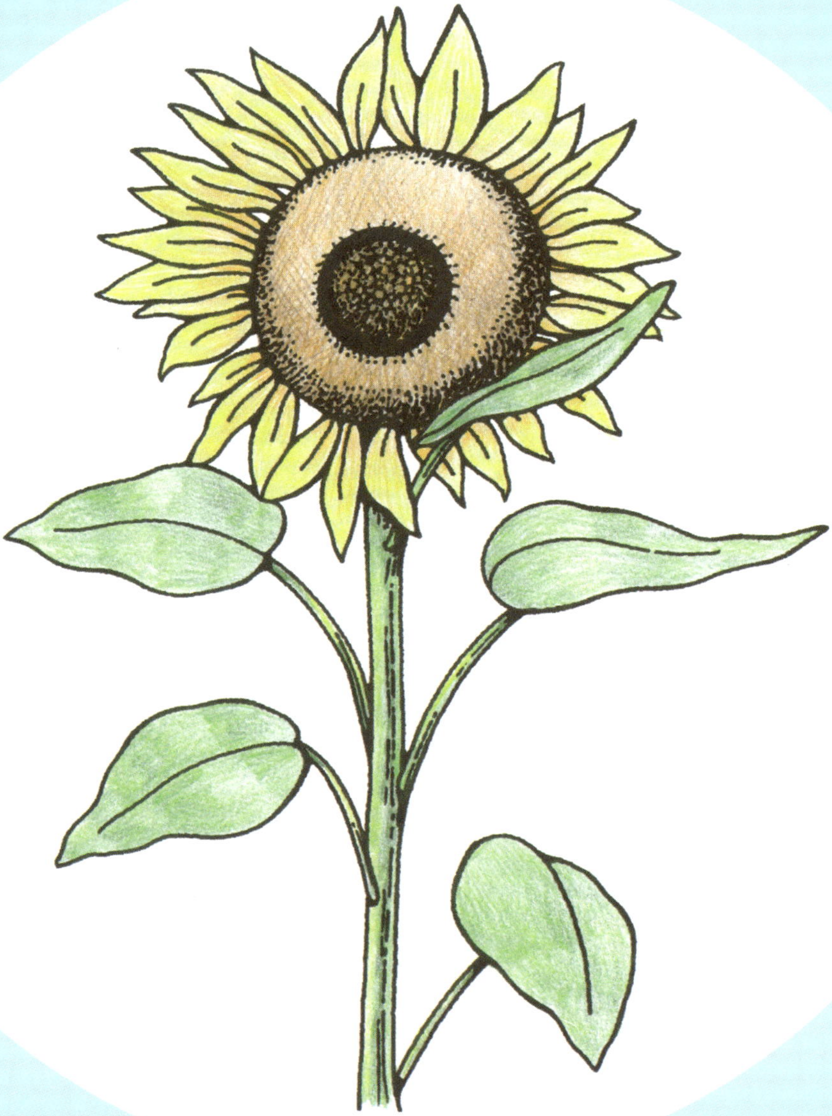

"오로지 당신만을 기다린다는 꽃말의 꽃,
해바라기꽃을 예쁘게 색칠하며 해바라기와의 추억들을 떠올려봅니다"

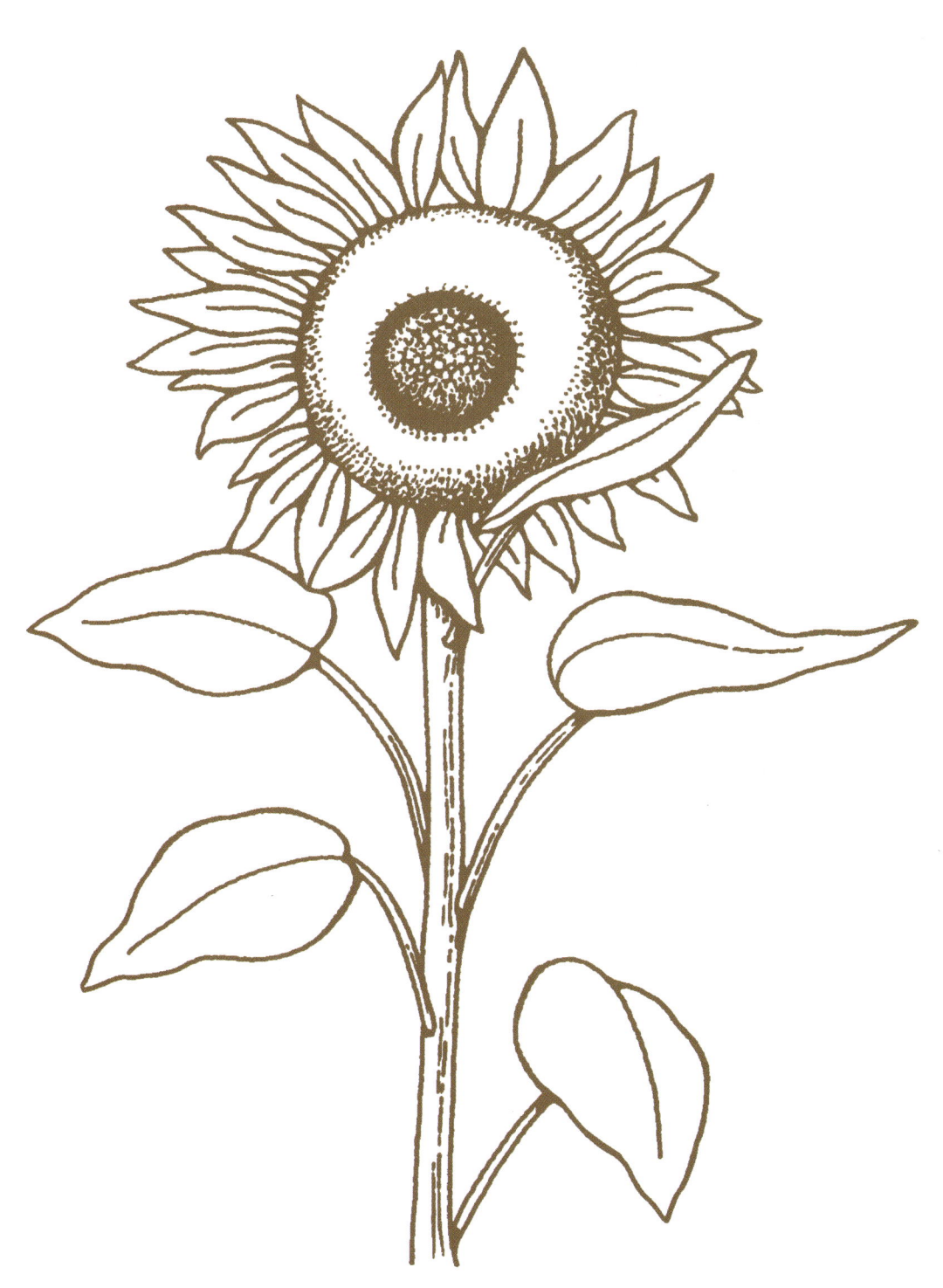

"하늘아래 그 무엇이 높다하리요... 부모님의 은혜와 사랑을 상징하는 꽃,
카네이션을 아름답게 색칠하며 부모님의 은혜와 사랑을 기억하는 시간이 되세요"

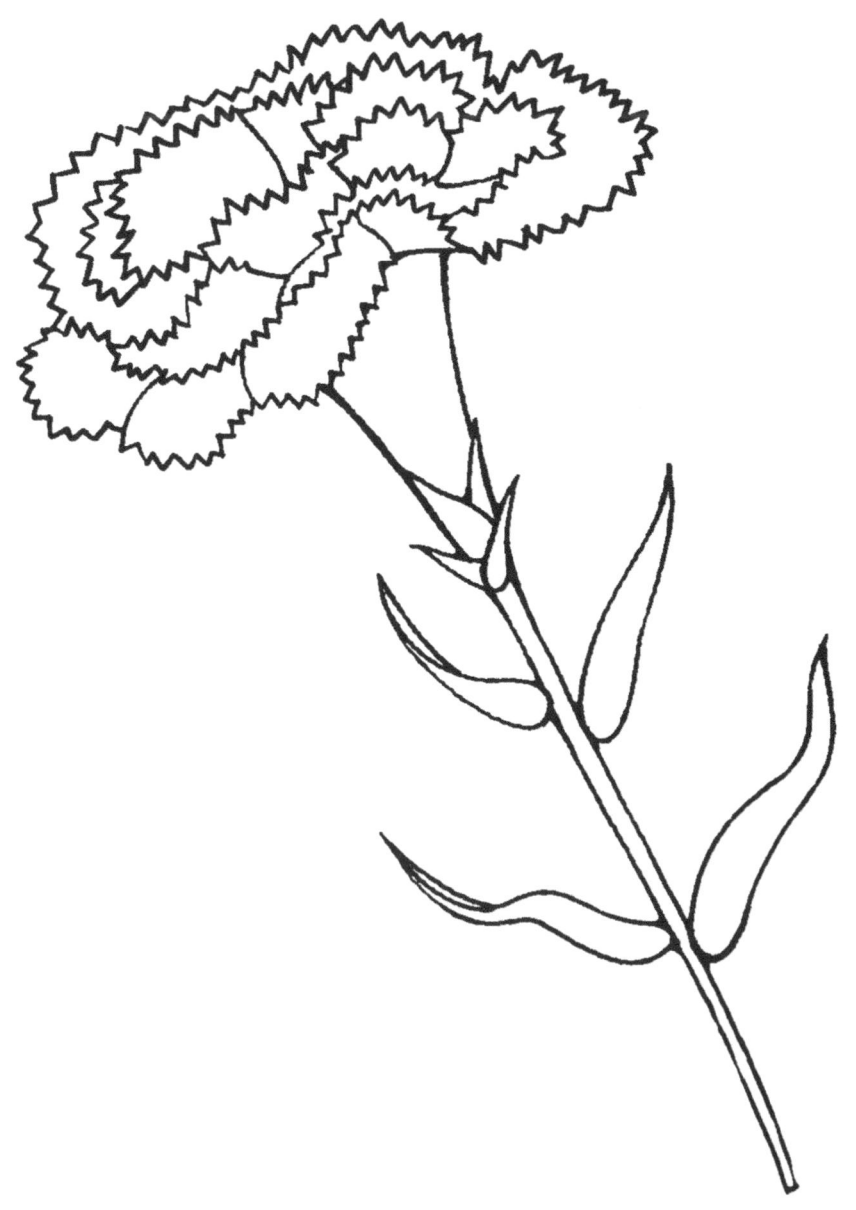